Workout mit Baby

Josef Kessler • Constanze Bast-Kessler
Jana Krieger

Workout mit Baby

Was gut tut und fit hält

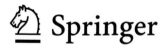

Josef Kessler
Medizinische Fakultät, CeNDI
Uniklinik der Universität zu Köln
Köln, Deutschland

Constanze Bast-Kessler
Köln, Deutschland

Jana Krieger
Düsseldorf, Deutschland

ISBN 978-3-662-66810-8   ISBN 978-3-662-66811-5   (eBook)
https://doi.org/10.1007/978-3-662-66811-5

Die Deutsche Nationalbibliothek verzeichnet diese Publikation in der Deutschen Nationalbibliografie; detaillierte bibliografische Daten sind im Internet über http://dnb.d-nb.de abrufbar.

Coverfoto: © Jana Krieger, Düsseldorf

Illustrationen: © Jana Krieger, Düsseldorf

Lektorat/Planung: Christine Lerche

Springer ist ein Imprint der eingetragenen Gesellschaft Springer-Verlag GmbH, DE und ist ein Teil von Springer Nature.
Die Anschrift der Gesellschaft ist: Heidelberger Platz 3, 14197 Berlin, Germany

Für Teresa-Sophie Kessler, ohne die dieses Buch nie entstanden wäre,
für die fortwährende
Liebe von Amy-Adolf 666 und Fienchen (J.K. & C. B.-K.) und für
F. Nietzsche, dem Ideengeber (J.Kr.)

Vorwort: Wie alles anfing

Vor fast 20 Jahren erschien der Vorläufer dieses Büchleins unter dem Titel *Fit for Family* – schon damals ein Anglizismus. Heute machen wir „Workouts". Der augenzwinkernde Arbeitstitel des Autors war immer „Kleinkind als Hantel" – was vielleicht missverstanden werden könnte. Während es vor 20 Jahren kaum eine Anleitung für den Sport mit Babys gab, ist in den letzten Jahren eine fast inflationäre Häufung innerhalb dieses Genres zu beobachten.

Der Vollständigkeit halber seien in loser Reihenfolge einige Begriffe aus dem Baby-Sport genannt: Knuddelfit-Übung, Papa-Fit, Mama-Fit, Fit-dank-Baby, Playdate, Babypower, Babyworkout, Buggyfit, Babyyoga, Babypilates, Littlegym, Mamisport und Vatisport. Teilweise albern!

Es hat sich viel getan. Das Internet hat sich etabliert und ist allgegenwärtig. Dort kann man fragen, was man wissen möchte, was man tun und was man lassen soll. Die Telefone sind nicht mehr stationär, sondern kleine Multifunktionsmaschinen, die unser Zusammenleben substanziell verändert haben. Ob immer nur zu unserem Vorteil, sei dahingestellt. Es sind auch schon sehr hässliche Begriffe wie „digitale Demenz" gefallen. Dazu ist empirisch nichts fundiert, aber es gibt anekdotische Evidenzen.

Wir brauchen nicht auch noch eine digitale Demenz, wir sind schon damit vollauf beschäftigt, die durch Gehirnveränderung verursachten Demenzen zu verstehen und zu therapieren, wenn wir sie schon nicht heilen können. Die Spatzen pfeifen es bereits von den Dächern, dass unsere Alterspyramide auf dem Kopf steht. Wenige junge Menschen stehen vielen Alten gegenüber, und viele dieser alten Menschen werden auch dement: etwa 20 % der über 80-Jährigen. Das ist viel und eine ursächliche Therapie dieser Krankheiten steht in absehbarer Zeit nicht zur Verfügung.

Aber nicht heilen können heißt **nicht**, nicht behandeln zu können, und vielleicht hilft Prävention, den Ausbruch von Demenzen zu verhindern oder zumindest hinauszuzögern. Sollte man sein Leben einem Bündel von gesundheitsfördernden Maßnahmen unterordnen, könnte das eine ungefähre Reduktion von 35 % der Demenzzahlen bedeuten: An vorderster Stelle gehören zu diesen Maßnahmen Bewegung und Sport. Auch Herz-Kreislauf-Erkrankungen, Diabetes, Schlaganfall, Übergewicht etc. soll damit vorgebeugt werden können. Aber wie viel Sport im Alter ist gesund?

Die WHO empfiehlt für Erwachsene etwa 150 Minuten Sport pro Woche, Uneinigkeit besteht über die Sportart: Ist es Schwimmen? Fahrrad fahren? Wandern? Oder gar Tennis? Man kann die Sportarten miteinander vergleichen, wann man ihre Aktivitäten auf metabolische Äquivalente (MET) umrechnet, wobei 1 MET dem Energieverbrauch im Sitzen entspricht oder anders formuliert: es ist der Kalorienverbrauch bei dem eine Kilokalorie pro Kilogramm Körpergewicht pro Stunde benötigt wird. Die WHO empfiehlt 600 bis 1200 MET-Minuten pro Woche. 3000 bis 4000 MET-Minuten sind deutlich besser. 600 MET-Minuten sind 150 Minuten flottes Gehen oder 75 Minuten Rennen. Daher ist bei einer Dauer von 3000 bis 4000 MET-Minuten der Nutzen für die Gesundheit maximal.

Wir möchten, dass Sie, liebe/r Leser*in, auch darüber nachdenken, was wohl in 30–40 Jahren mit Ihnen sein könnte. Vieles in Ihrer Biografie wird durch Zufall bestimmt und ist nicht determiniert, aber vieles können Sie auch beeinflussen.

Und vielleicht können Sie mit Ihrem Kind später einmal darüber reden, was Sie für tolle Sachen miteinander gemacht haben und wie schnell die Zeit vergangen ist, in der Sie Ihr Kind noch stemmen konnten und in der es Ihr Sportprogramm folgenlos durchlaufen hat.

Wenn Bewegung und Sport der Demenzprävention zuträglich ist, dann haben Sie jetzt den ersten Schritt getan.

Wenn Sie mögen, finden Sie unten Literatur zum Weiterlesen.

Weiterführende Literatur

- Eschstruth M (2018) Mama- & Baby-Yoga: Zeit für dich und dein Kind (Wo Sport Spaß macht). Meyer & Meyer Verlag
- Lambamba Books (2016) PapaFit – Training für starke Papas und eine starke Vater-Kind-Bindung
- Lober A (2015) Powerpapa! (Power Papa!) – Das beste Fitnessprogramm für Väter – Bodyweight Training mit Kind – Fit in 12 Wochen mit kurzen, intensiven Workouts (FaszinationFitness). Komplett-Media
- Lohmann C (2015) Babys in Bewegung: Mit allen Sinnen (Wo Sport Spaß macht), 3. Aufl. Meyer & Meyer Sport

Danksagung

Der Dank gilt immer noch den Gründungsvätern und der Gründungs-
mutter der ersten Version dieses Buchs von 2005: Professorin Elke Kalbe,
die eine Stoffkuh als Kindersatz zur Verfügung stellte und mit ihren iro-
nischen Bemerkungen das Projekt fast zum Scheitern brachte. Peter
Flock, der die Grafik anfertigte, und Til Herrmans, der als Choreograf
agierte. Weitergedacht, modifiziert und erprobt wurde das Workout von
Amelie Völter und Emily Schramm. Kritisch gelesen wurde es von Ro-
mina Gollan, Sportwissenschaftlerin (M.Sc.) und Physiotherapeutin.
Auch Esther Jacobitz sei gedankt, die die einzige Frau in der Umgebung
der Autor*innen ist, die einen 1500-Meter-Lauf ohne flankierende Maßnahmen durchhält. Im Gegenteil: Sie ist hochdekorierte ASV-
Leichtathletin in Köln.

Wir verneigen uns.

Inhaltsverzeichnis

Teil I

Training mit dem Baby – die Voraussetzungen

1

Warum dies ein anderes Sportbuch ist

Workout mit Baby ist ein etwas anderes Sportbuch. Es entstand aus dem Wunsch, nicht von seinem Kind getrennt zu sein, mit ihm Spaß zu haben und trotzdem den Sport nicht zu vernachlässigen. Wenn man dies möchte, ist es nur naheliegend, mit dem Kind zusammen Sport zu treiben. Sie werden sehen, dass das auch mit kleinen und ganz kleinen Kindern geht. Das ist der Gegenstand dieses Buches. Wir bieten ein umfassendes Workout für Sie an, das aus einem ausführlichen Aufwärmteil, einem Krafttraining, einem Stretching und einem abschließenden Cooldown-Programm besteht. Die Spiele des Aufwärmteils sind so zusammengestellt, dass Sie sie noch lange Zeit machen können, auch wenn durch das zu hohe Gewicht Ihres Kindes nur noch wenige Kraftübungen durchgeführt werden können. Mit dem Krafttraining werden alle relevanten Muskelgruppen trainiert.

Das Buch enthält keine Anweisungen für ein verbissen durchzuführendes Sportprogramm. Ihr Kind und Sie sollen Freude haben, wenngleich das Trainingsmanagement Ihnen obliegt. Sie können Übungen variieren, neue Spiele erfinden, Ihnen Bekanntes integrieren oder einfach

© Der/die Autor(en), exklusiv lizenziert an Springer-Verlag GmbH, DE, ein Teil von Springer Nature 2023
J. Kessler et al., *Workout mit Baby*, https://doi.org/10.1007/978-3-662-66811-5_1

den Anleitungen folgen. Wenn Sie die Welt mit den Augen eines kleinen Kindes sehen, werden Sie viele Möglichkeiten in Ihrer Wohnung oder Ihrer Umgebung entdecken, die Sie für sportliche Aktivitäten nutzen können. Sport heißt auch spielen, und wenn Sie sich auf dieses Spiel einlassen, werden Sie ständig Neues entdecken. Keine Zensur und keine Öffentlichkeit sollen Sie reglementieren, wenn Sie selbstvergessen mit Ihrem Kind herumtoben, und es gibt nichts Entspannenderes und Schöneres als diese authentischen Momente, bei denen Sie wieder einmal des Wunders gewahr werden, wie aus einem winzigen Zellklumpen ein solches Kind heranwachsen konnte. Etwas von dieser letztlich unverstandenen Entstehung wird neben dem Sportprogramm in diesem Buch angedeutet. Es ist ein kurzer Abriss über die Entwicklung des Kindes in den ersten Lebensjahren. Vielleicht interessiert es Sie und Sie haben Lust auf mehr.

Für wen ist dieses Buch?

Zunächst: Für wen ist dieses Buch? Es ist für die, die nachts in völliger Dunkelheit ohne Schuhe schon einmal auf einen Legostein getreten sind und diese Schmerzen noch sehr real in Erinnerung haben. Es ist für die, die die Hoffnung haben, dass aus den Lautäußerungen und Einwortsätzen ihrer Prinzessin oder ihres Prinzen sich dereinst eine verständliche Satzstruktur entwickelt. Es ist für die jungen Eltern, die in einem Fitnessstudio noch weiter Gebühren bezahlen, nicht mehr hingehen können und das Studio wegen juristischer Finessen seitens des Betreibers dennoch weiter subventionieren müssen. Schließlich ist es für Omas und Opas mit einem stabilen Rückgrat, einem nur wenig angegriffenen Herz-Kreislauf-System, einer ausreichenden Seh- und Hörfähigkeit, mit noch wenig Osteoporose und einer noch vorhandenen basalen Gelenkigkeit, d. h., dass man noch eigenständig in der Lage ist, seine Schnürsenkel ohne fremde Hilfe zu binden.

Das Buch eignet sich ganz hervorragend als Geschenk für junge Eltern. Sie werden die Originalität dieses Präsents zu schätzen wissen und Ihnen dankbar sein, dass sie nicht einen weiteren Bären entsorgen müssen. Wir wissen natürlich alle, dass Kleinkinder keine Hanteln sind, sondern unsere Zukunft, unsere Hoffnung und unsere Altersvorsorge. Sollten sich die demografischen Prophezeiungen bewahrheiten, dass immer mehr alte Menschen Jüngeren gegenüberstehen, kann es ganz hart kommen.

> Das Buch eignet sich für alle, die Babys lieben, und die gemeinsame Bewegung wollen: Väter, Mütter, Onkel, Tanten, Großmütter, Großväter und auch für Geschwister, bei denen die körperliche und geistige Reife dazu vorhanden ist.

Grundsätzlich gilt, dass Sie nur in Kooperation und mit Einwilligung Ihres Kindes Kraftsport treiben können, und der rasche Gewichtszuwachs erlaubt die Durchführung einiger Übungen nur eine gewisse Zeit lang. (Zur begrifflichen Erklärung: Die Neugeborenenperiode umfasst die ersten 4 Lebenswochen, die Säuglingszeit ist mit dem 1. Lebensjahr beendet und dann beginnt das Kleinkindalter.) Geht man von einem Geburtsgewicht von etwa 3–4 Kilo aus, so wiegt ein einjähriges Kind schon ungefähr 10 Kilo und ein zweijähriges etwa 13 Kilo. Das ist viel Gewicht, und es wird nur Wenigen vergönnt sein, mit einem 15 Kilo schweren dreijährigen Kind all diese Übungen durchzuführen. Bei der Geburt ist ein Baby ungefähr 52 cm lang und es nimmt im ersten Jahr etwa 25 cm an Größe zu, im zweiten Jahr etwa 12,5 cm. (Das Training kann immer anstrengender werden, aber Muskelzuwachs kann man nur erreichen wenn Muskeln auch trainiert werden, sich das Training nur vorzustellen ist nutzlos ["imagery"]). Möglicherweise bedeutet ein Kind mit einen Gewicht von 12–13 Kilo und einer Größe von ungefähr 90 cm das Ende Ihres Krafttrainings bzw. das Ende einiger Übungen. Nutzbringend kann man Spiele der Aufwärmchoreografie auch (später) ohne Kind machen, das Cool-down und Stretching können immer durchgeführt werden, zum Beispiel nach Jogging, Walking oder einer Fahrradtour.

Fahrräder gibt es jetzt auch mit Motor. Es gibt sie mit Anhängern oder auch als Lastenräder. Bei den etwas engeren Fahrradwegen kann man beide Modelle fast nicht überholen. Bei etwas engeren Wegen können Sie so auch den Verkehrsfluss regulieren.

Krafttraining mit Ihrem Kind bedeutet auch die Interaktion zweier Persönlichkeiten, zweier Temperamente und zweier Körper. Dissonanzen sind denkbar, wenn Sie beispielsweise als melancholischer, zum Grübelzwang neigender Mensch ohne Potenzial zum Cholerischen mit einem Kind konfrontiert werden, das, erst durch wenige Zwänge geformt, dem Training entgegenfiebert. Ein athletischer Körperbau macht es einfacher. Leptosome Typen müssen sich da schon mehr reinknien. Die geeignete Kombination scheint ein hyperaktiver Erwachsener und ein gelassenes Kind zu sein.

Sie brauchen beim Training keine besondere Figur zu machen, da Ihr Kind in späteren Jahren diese Episoden nicht mehr präsent haben wird. (Das ist keine Verdrängung im Freud'schen Sinne, sondern eine infantile Amnesie bei noch wenig ausgebildetem episodischem, autobiografischem Gedächtnis.)

Auf gar keinen Fall wird das Kind später etwas ausplaudern können.

2

Bewegung nach der Geburt: Was Eltern sich wünschen und was Babys können

Nach der Geburt und später

Wenn Sie ein Baby bekommen – vielleicht das erste –, ist das nicht nur eine positive Stimulanz. Es kann auch Stress, Einschränkungen, Zukunftsängste und eine Herausforderung an Ihr Organisationsgeschick sein. Wenn es sich um das Erstgeborene handelt, werden Sie nach kurzer Zeit mit einem Wesen allein gelassen, das Ihnen rätselhaft und faszinierend zugleich erscheint. Es verhält sich nicht unbedingt so, wie es in der einschlägigen Literatur beschrieben steht, und oft stehen Sie seinem Schreien, seinem Weinen und seinen Schmerzen hilflos und ängstlich gegenüber. Schon bald aber erscheint sein Lächeln und Sie lassen sich bereitwillig von seiner Körpersprache und seinen Lautäußerungen verzaubern.

Trotz unterschiedlichster Bedingungen haben alle Eltern etwas gemeinsam: Sie haben zu wenig Schlaf, die Wohnung ist stets unaufgeräumt und sie haben zu wenig Zeit. Wenig Zeit heißt nicht notwendigerweise – aber oft –, dass man seine Hobbys einschränken muss. Ist Ihr Hobby Sport, Fitness oder Wellness oder wollen Sie damit anfangen, dann ist

J. Kessler et al., *Workout mit Baby*, https://doi.org/10.1007/978-3-662-66811-5_2

dieses Buch genau richtig für Sie. Es macht Ihnen den Vorschlag, mit Ihrem Kleinkind zusammen in Ihren eigenen vier Wänden Fitness zu machen. Sie müssen weniger Zeit und kein Geld investieren und sind nicht von Ihrem Kind getrennt. Sie werden sehen, ob es Ihrem Kind Spaß macht, die Übungen mit Ihnen gemeinsam zu machen. Wenn es Ihnen auch noch gelingt, Ihren Partner/Ihre Partnerin hinzuzuziehen, dann ist der Spaß am größten.

Die Übungen in diesem Buch wurden unter der Supervision eines Sportpädagogen, der auch Fitnesstrainer ist (eines sogenannten Instruktors – so hießen die früher; heute sind das Coaches, die es mittlerweile für jedes Problem gibt), einer Sportwissenschaftlerin (M.Sc.) und einer Physiotherapeutin zusammengestellt und abgestimmt und beinhalten das Training sämtlicher Muskelgruppen mit anschließender Dehnung und Entspannung.

Mit diesem Büchlein soll auch ein Anliegen an die Eltern herangetragen werden: Bitte achten Sie doch darauf, dass Ihre Kinder später nicht zu viele Kalorien zu sich nehmen (vor allem Zucker und Fett). Wenn doch, sollten sie sie auch immer zügig durch Bewegung verbrennen. Denn die Kinder werden sonst schwerer und schwerer und ohne Korrektur gehen sie ein gesundheitliches Risiko ein. Die Liste ist lang: Haltungsschäden, Herz-Kreislauf-Erkrankungen, Bluthochdruck, Infektanfälligkeit, Koordinationsschwierigkeiten etc. Etwa 20–30 % der Kinder in Deutschland sind zu schwer.

Die WHO empfiehlt für Kinder täglich min. 60 min Bewegung von moderater bis hoher Intensität. Das ist noch nicht einmal viel und immer möglich. Vielleicht manchmal erschwert, aber machbar. Viele Straßen, wenig Grünflächen, wenig Spielplätze und bewegungsarme Eltern gibt es. Aber man kann etwas Passendes suchen und man kann etwas finden. Computerspiele, Internet, Youtube Videos, Fernseher und Handys sind Zeiträuber und sollten – solange der Einfluss der Erziehenden noch reicht – wohldosiert eingesetzt werden.

> Sich jetzt viel mit dem Baby zu bewegen ist gut für Sie und auch gut für das Baby. Vielleicht ist es eine Ermunterung für seine spätere sportliche Aktivität und Gesundheit.

Irgendwann kapitulieren sie sowieso.

Ihr Kind schätzt es, wenn es gehoben, herumgewirbelt, hin- und hergeschwungen und gedreht wird, und es gefällt ihm, wenn es bei seinen Eltern ist. Kleinkinder sind süchtig nach dieser Form von Stimulanz. Ist es doch eine Stimulanz des Gleichgewichtssinns, und Studien belegen, dass dieser Sinn bei gezielter Beanspruchung die motorischen Fertigkeiten wie Sitzen, Krabbeln und Gehen besonders fördert. In diesem Alter sind ein solches Training und eine solche Stimulanz immer auch ein Training des Geistes und der Gefühle. Möglicherweise legen Sie damit den Grundstein für spätere sportliche Betätigungen. Wie wichtig Sport und Bewegung bei Kindern ist, demonstrierte unlängst die Deutsche Sporthochschule Köln. In dem Projekt CHILT (Children's Health Interventional Trial) wurde bei Grundschülern ein bedeutsamer Zusammenhang zwischen Gesamtkörperkoordination und Konzentrationsvermögen gefunden.

Einen weiteren Vorteil hat das Training mit Ihrem Kind: Da das Kind rasch schwerer wird, bedeutet das für Sie mehr Anstrengung und mehr Muskelzuwachs. Es ist ein Spiel mit Ihrem Kind und hat nichts mit dem paramilitärischen Krafttraining des antiken Griechenlands zu tun. In den damaligen olympischen Siegerlisten wird ein Milon von Kroton erwähnt, der schon als Jugendlicher Jungbullen auf die Schulter stemmte und mit dem Heranwachsen der Tiere natürlich laufend mit einem größeren Gewicht konfrontiert wurde und so das Prinzip der progressiven Belastung vorwegnahm.

Das Trainingsprogramm gliedert sich in drei Teile: Warm-up- Choreografie, Training verschiedener Muskelgruppen und anschließendes Stretching und Entspannen. Zuerst sollen jedoch noch einige entwicklungspsychologische Anmerkungen und eine Spekulation über die Deutung Ihres Kraftsports aus Sicht des Kindes vorangestellt werden.

Das Unterfangen aus der Sicht des Babys/ Kleinkindes

Die Wahrnehmung und Interpretation Ihrer Körperertüchtigung durch Ihr Kind hängt ganz davon ab, in welcher Phase der Hirnreifung sich Ihr Kind befindet, wie seine grundsätzliche Einstellung zum Sport ist und – ganz wichtig – wie kooperationswillig es ist. Dem Kind wird sich in irgendeiner Form die Frage stellen:

„Was macht der Papa oder die Mama da?" und etwas später: „Warum macht er/sie das?" Die vollständige Beantwortung der zweiten Frage setzt eine „Theory of Mind" in Ihrem Kind voraus, also die Fähigkeit, mentale Zustände, Absichten und Emotionen bei sich und anderen zu erkennen. „Shared Intention" ist jetzt das Zauberwort. Das Auftauchen dieser Fähigkeit wird im Allgemeinen in Monaten oder Jahren beschrieben. Im Kontext dieses Buches soll sie in Kilogramm ausgedrückt werden. Wenn das „Mind Reading System" Ihres Kindes ausreichend herangereift ist, wiegt es wahrscheinlich 16–17 Kilo und Sie sollten einen Stepper kaufen oder vielleicht die Rückkehr in ein Fitnessstudio in Erwägung ziehen. Also keine Sorge: Das „Was" wird dem Kind näherstehen als das „Warum"- hüpft es, krabbelt es und läuft es doch selbst. Das „Warum" reicht in das Philosophische und hat viel mit unserer menschlichen Existenz und dem jeweiligen Zeitgeist zu tun. Da dies aber ein Sportbuch ist und die Autoren sich nicht anmaßen, das Wesen unseres Seins zu begreifen und vom Zeitgeist nur so viel verstehen, als dass er sich im Kreis dreht, soll diesbezüglich geschwiegen werden.

3

Ein kurzer Abriss über die Entwicklung des Neugeborenen

Die unterschiedlichsten Disziplinen beschreiben das Heranwachsen des Kindes mit den ihnen eigenen Herangehensweisen. Sie mögen jetzt sagen, dass im Kontext von Krafttraining letztlich ausschließlich das Gewicht des Kindes von Bedeutung ist und seine Lautäußerungen oder seine Sehkraft nur wenig mit den Übungen zu tun haben. Dies ist nur bedingt richtig, da Ihr Kind keine Hantel ist und schon extrem früh in der Lage ist, Beziehungen einzugehen und sie auch wieder aktiv zu beenden, sollte seine Gefühls- und Denksphäre ignoriert werden.

Die Bindung, ein sehr relevanter Begriff in der Entwicklungspsychologie, ist die emotionale Verbundenheit der Eltern mit ihrem Kind. Der Säugling sucht die Eltern (Attachment) und die Eltern suchen den Säugling (Bonding). Der liebevolle Umgang mit dem Kind durch Streicheln, Berühren, Lächeln und Anschauen wird nach einiger Zeit des Wachstums durch eine etwas robustere Zuwendung – den Sport – komplementiert.

Und da dies ein etwas anderes Sportbuch ist, sollen im Folgenden – sich an der Entwicklungspsychologie orientierend – die verschiedenen Reifephasen Ihres Kindes bis zu dem Zeitpunkt, zu dem nach Ansicht des Autor*innenteams Training noch möglich ist, kurz skizziert werden.

© Der/die Autor(en), exklusiv lizenziert an Springer-Verlag GmbH, DE, ein Teil von Springer Nature 2023
J. Kessler et al., *Workout mit Baby*, https://doi.org/10.1007/978-3-662-66811-5_3

Entwicklungspsychologie in Kurzform

Wir gehören zu den Hominiden, den Menschenaffen. Lang ist es her, dass wir begonnen haben, eigene Wege zu gehen. Wir sind keine Knöchelgänger mehr, aber unsere nächsten Verwandten – genetisch auf jeden Fall, aber vom äußeren Erscheinungsbild her mehr oder weniger verschieden – sind die Gorillas, die Bonobos, die Orang-Utans und natürlich die Schimpansen. Letztere sind die Aggressivsten, sie gehen im Rudel auf die Jagd, töten sich gegenseitig und sind gemein. Aber sie sehen halt putzig aus und sie sind nicht so groß und daher geeignet für Experimente (leider) jeder Art.

Aber wir sind Homo sapiens, die weisen Menschen, und unsere Neugeborenen sind ausgeprägte Nesthocker. Antilopenkinder zum Beispiel sind Nestflüchter. Wir müssen unseren Nachwuchs hegen und pflegen und tragen, im Gegensatz zu Schimpansen, deren Babys sich an den Rücken der Mutter klammern, um auch bei Sprüngen nicht abzustürzen.

Aber Menschenfrauen haben nun mal kein Fell mehr, an denen sich das Baby festhalten kann, und sie gehen aufrecht. Das Baby muss getragen und abgesetzt werden. Die Distanz kann dann durch Lautäußerungen überbrückt werden, aus denen einmal Phoneme und hoffentlich bald auch Wörter entstehen.

> Die kleinen Nesthocker (Gegenteil: Nestflüchter) entwickeln sich gemäß ihrer genetischen Vorgaben und verschiedener Umwelteinflüsse. Manche entwickeln sich schneller, andere langsamer. Das gilt für den Körper, den Geist und die Persönlichkeit.

Es heißt, der aufrechte Gang bringe viele Vorteile. Die Füße und Beine sind zum Gehen da und die Arme und Hände zum Halten und Greifen. Und in der Savanne kann man den Feind schon von Weitem sehen.

Das Baby ist jetzt auf der Welt, die Mutter und das Baby haben Anstrengendes hinter sich und der Vater ist auch wesentlich entspannter. Besonders nach einer Vaginalgeburt kann das Baby leicht derangiert aussehen. Der Kopf kann wegen des weichen Schädels leicht deformiert sein, die Nase kann der eines Boxers ähneln und der Körper kann den einen oder anderen Bluterguss abbekommen haben. Das Baby kann viel oder wenig Haare haben, am Körper können noch Flaumhärchen sein und es pulsieren Hormone der Mutter in seinen Adern. Es hat einen überproportional großen Kopf mit tiefblauen oder grauen Augen, weiche, wunderbar geformte Ohren, Gliedmaßen dünn und zerbrechlich, Miniaturhändchen mit Fingernägeln, die schon kratzen können und einen runden Bauch. Das Baby muss jetzt von der Nabelschnurversorgung auf Lungenatmung umstellen und aktiv seine Nahrung einfordern. Es ist eine vollkommen neue Welt, mit der das Baby konfrontiert wird. Es kommt von 37 Grad Wärme in eine variable Außentemperatur. Von einer Notbeleuchtung gleichsam ins gleißende Scheinwerferlicht, und auch das mit dem Schweben ist jetzt vorbei. Es war sicher keine Oase der Stille dort, wo es herkommt, aber jetzt fehlt eine wichtige Geräuschdämmung und die Ohren kann sich das Baby noch lange nicht zuhalten. Es fühlt sich wohl, wenn es berührt und getragen wird und engen Kontakt zu Ihnen hat. Es benötigt Ihre Wärme, Ihre Nähe, und sein Wach-Schlaf-Rhythmus ignoriert externe Zeitgeber, was in der Regel bei Ihnen zu Schlafentzug mit den hinreichend bekannten Folgen führt. Und es kann schreien. Sie werden es lernen zu differenzieren. Die rhythmisch wiederholten Laute etwa wie „eh, eh, eh, eh" stehen für Hunger, laut und lange schreit es bei Zorn, bei Schmerzen setzt das Schreien sofort ein und wird immer wieder durch Atemanhalten unterbrochen.

Neugeborene gelten nicht mehr wie einst als physiologische Mängelwesen oder "Frühgeburten". Bestimmte Schulen sprechen gar von einem kompetenten Säugling, der schon sehr früh zu komplexen Kategorisierungsleistungen und Erkenntnissen fähig ist.

Einige Publikationen weisen darauf hin: „Surprising the logical mind of babies". Und noch eine Steigerung: „Forschergeist in Windeln". Das wussten wir nicht.

Nach der Geburt nimmt das Baby etwas ab, aber nach ungefähr 2 Wochen hat es etwa sein Startgewicht wieder erreicht. Nach ca. 6 Wochen kommen die von uns so sehr geschätzten Fettpolster – der Babyspeck –, die jedoch nicht als Überernährung aufgefasst werden dürfen. Nach 5 Monaten hat das Baby sein Geburtsgewicht verdoppelt. An seinem ersten Geburtstag wiegt es ca. dreimal so viel wie bei seinem Start. Sein Gehirn wiegt bei der Geburt ungefähr 350 Gramm, aber schon nach einem Jahr das Dreifache.

Schon bevor das Kind auf der Welt ist, fängt es an, wahrzunehmen und zu lernen. Gelernt wird mit unterschiedlicher Geschwindigkeit in den Bereichen Motorik, Emotion, Wahrnehmung, Kognition und Sprache. Wenn es wach ist, kommuniziert es mit Ihnen, und schneller als man es für möglich hielt, entstehen Angleichungen zwischen Ihnen und den rhythmischen und mimischen Bewegungen des Säuglings. Anfänglich dominieren die Reflexe, die zügig abgeschwächt werden müssen, um Bewegungslernen Platz zu machen. Bevor die Sprache kommt, kommen die Gefühle und Sie werden erfahren, was eine emotionale Achterbahn ist.

Von allen Sinnen ist der Tastsinn am besten ausgebildet, wenngleich die Nervenbahnen, die ins Rückenmark reichen, erst mit 6 Monaten ummantelt sind und noch weitere Reifungsprozesse vonstattengehen, die sich vom Kopf bis zu den Füßen ausbreiten. Der Mund des Babys ist am berührungsempfindlichsten und somit – manchmal vielleicht sehr zu Ihrem Leidwesen – am besten geeignet, Gegenstände aller Art auf ihre Unterschiede hin zu untersuchen. Das Baby kann riechen und schmecken und zeigt bereits Präferenz für Süßes und eine Abneigung gegen Bitteres. Es kann Objekte für kurze Zeit fixieren, Helligkeitsunterscheidungen schon im Mutterleib vornehmen, aber scharfes Sehen reicht nur ungefähr 25–30 Zentimeter weit. In dieser Entfernung ist das Gesicht der Mutter zu sehen, wenn das Baby von der Brust aus nach oben schaut. Der Augapfel ist noch zu kurz, sodass nur ein kleines, wenig detailreiches Bild auf der Netzhaut entstehen kann. Aber bereits mit 6 Monaten hat es etwa zu 60 % die Sehschärfe Erwachsener. Die Fernsinne Sehen und Hören dominieren erst später.

Zwichen dem 5. und 10. Monat kommen die beiden mittleren unteren Schneidezähne, gefolgt von den beiden mittleren oberen Schneidezähnen und dann kann es viel Wehklagen und Speichel geben.

Das Baby liebt den Körperkontakt über alles und weiß es zu schätzen, wenn es massiert wird, nicht zu viel und nicht zu wenig. Eine Trennung bedeutet Stress. Viel Körperkontakt stimuliert das Immunsystem und vermittelt Geborgenheit. In vielen Kulturen tragen Mütter ihre Babys ständig mit sich herum, häufig wohl eher aus einer Not heraus als mit einem pädagogischen Hintergrund. Aber nicht nur das Baby liebt es zu spüren, auch wir tragen und spüren das Baby gern. Schon sehr früh erlebt das Baby Bewegung. Es möchte herumgetragen werden, gewiegt und gedrückt werden und das Hin- und Herwiegen wirkt außerordentlich beruhigend.

Anfänglich kann das Baby seinen Kopf nur ganz kurz in Rückenlage halten, aber schon gegen Ende des 2. Monats kann es für kurze Zeit, wenn es in der Sitzhaltung gestützt wird, den Kopf länger halten. Es kann sich aktiv vom Rücken in die Bauchlage drehen (ca. 6.–7. Monat) und spielt in Rückenlage mit seinen Füßen. Am Ende des 8. Monats kann es meist für einige Zeit frei sitzen. Als Neugeborenes zeigt es noch bei wechselnder Gewichtsverlagerung automatische Schreitbewegungen. Im 6. Monat fängt es an zu federn, wenn es am Rumpf gehalten wird und mit einer Unterlage in Berührung kommt und um den 8. Monat steht es mit voller Gewichtsübernahme, wenn es an den Händen gehalten wird. Allmählich kann es sich auch selbst festhalten. Es fängt an, sich an Möbeln hochzuziehen und beginnt mit den Schreitbewegungen. Es strampelt, mal geht eine Hand zum Mund, manchmal geht sie ins Auge und mit den Füßen geschieht Ähnliches. Die Bewegungen wirken zufällig und sind dennoch Teil eines Lernprogramms mit dem Ziel, präzise greifen und später laufen zu können. Letzteres geht vom Strampeln zum Krabbeln, vom Stehen zum geführten Laufen und dann vom staksigen Gehen zu den schnellen Sprints. Aber zuerst wird gekrabbelt: linkes Bein – rechter Arm, rechtes Bein – linker Arm etc. und zuweilen kann auch der sogenannte Bärengang beobachtet werden, der eine Fortbewegung auf Händen und Füßen darstellt, wenn kleine Hindernisse überwunden werden müssen. Einem der Sinne kommt dabei eine besondere Bedeutung zu: Es ist der Gleichgewichtssinn mit seinen Bogengangsorganen, mit denen Veränderungen der Richtung und Intensität von Kopfbewegungen wahrgenommen werden und die damit helfen, das Gleichgewicht zu halten.

Das Krabbeln, Sitzen und Laufen wird zur Grobmotorik gerechnet, das Greifen zur Feinmotorik. Anfänglich lassen sich noch Handgreifreflexe auslösen, gegen Ende des 1. und 2. Monats öffnen sich die Hände häufiger, das Baby fängt an, in Richtung der Gegenstände zu greifen. Die Hände spielen miteinander und im 3.–4. Monat stecken sie auch Spielzeug in den Mund, im 5.–6. Monat wird angebotenes Spielzeug gezielt ergriffen und gegen Ende des 7.–8. Monats nimmt das Baby kleine Gegenstände mit den Fingern und gestrecktem Daumen ohne Berührung des Handtellers auf. Ende des 10. Monats kommt der Pinzettengriff, bei dem mit gestrecktem Zeigefinger und Daumen Gegenstände ergriffen werden, am Ende des 11.–12. Monats wird der Zangengriff angewandt, d. h., ein kleiner Gegenstand wird mit der Kuppe des gebeugten Zeigefingers und des Daumens ergriffen.

Das Kind erweitert in einem rasanten Tempo sein Bewegungsrepertoire. Es probiert alles aus und nutzt jede Gelegenheit, über Mauern, Bänke, Bordsteinkanten zu gehen. Es hat ein ausgeprägtes Spiel- und Bewegungsbedürfnis. Es ist neugierig und hat einen unbändigen Aktivitätsdrang, der sich in Ziehen, Rollen, Springen, Tanzen und Laufen äußert.

Von Geburt an sind alle Sinne vorhanden, die sich dann nach der Geburt unterschiedlich schnell entwickeln. Sehen geht noch nicht so gut, nur bei sehr nahen Objekten wie dem Gesicht des Vaters oder der Mutter. Der Bereich des scharfen Sehens umfasst nicht mehr als eine Entfernung von 25 Zentimetern. Bald werden auch die Augen bewegt und bewegte Objekte werden beobachtet. Rot und Gelb können unterschieden werden, Blau und Grün noch nicht. Der Mund ist nach der Geburt das am besten ausgebildete Tastorgan, erst 1½ Jahre später können Kinder mit den Händchen ähnlich gut verschiedene Objekte differenzieren. Nie hat ein Mensch mehr Geschmacksknospen als nach der Geburt. Tasten und Empfinden über die Haut sind schon nach der Geburt exzellent entwickelt und die Haut ist auch eine sehr geschätzte und notwendige Kontaktstelle zu anderen Menschen. Schmusen, Streicheln, Massieren weiß das Kind sehr zu schätzen. Sein Hörvermögen ist auch gut, ebenso der Geruchssinn.

Das Leben fängt nicht mit der Geburt an, endet aber sehr wahrscheinlich mit dem Tod. Der Embryo/Fötus ist nicht 9 Monate abgekapselt in einer dunklen Höhle. Über die Nabelschnur wird er ernährt und erhält auch psychotrope Substanzen in Form von Hormonen und Botenstoffen der Mutter (der späteren Powermama), die wiederum in nicht unerheblichem Maße von der Fürsorge, der Empathie und den Hilfen vom Vater (dem späteren Powerpapa) abhängen. Die Gefühle gelangen mit der

Nabelschnur zu dem zunehmend differenzierten Zellklumpen, der später einmal das Gehirn, das Zentrum des Menschen, werden soll.

Gehirnentwicklung – was sich so alles tut

Die menschliche Gehirnentwicklung erfolgt ähnlich wie die Gehirnentwicklung anderer Primaten, nur langsamer und am Ende differenzierter. Einem Modell zufolge sind die später entstehenden Strukturen in ihrem relativen Volumen umso größer, je langsamer ihre initiale Entwicklung verläuft. Das heißt, dass beim Menschen eine relativ große Hirnrinde und ein besonders ausgeprägtes Frontalhirn entstehen. Ein weiterer Vorteil dieser verlängerten postnatalen Periode besteht darin, dass in Interaktion mit der Umwelt neuronale Netzwerke geformt und präzisiert werden können. Zum Zeitpunkt der Geburt haben die meisten Neurone im Gehirn ihre Position eingenommen, neue Nervenzellen können noch in ausgesuchten Hirnregionen entstehen. Die Hirnrinde ist noch wenig differenziert, wenngleich die Furchungen und Faltungen zunehmend erkennbar werden, darunterliegende Strukturen, die subkortikalen sind schon besser differenziert. Inter- und intraregionale Verbindungen sind zu diesem Zeitpunkt nur wenig ausgebildet. Die Volumenzunahme des Gehirns verläuft linear: Hat das Gehirn bei der Geburt ein durchschnittliches Gewicht von 350 Gramm, so wiegt es nach einem Jahr etwa 925 Gramm und nach 2 Jahren ungefähr 1050 Gramm. Die Gewichtszunahme wird überwiegend auf das Dendritenwachstum – also auf die Ausbildung von Kontaktstellen zwischen den Nervenzellen – und auf die Ummantelung der Nervenfortsätze zurückgeführt. Diese Ummantelung, auch Myelinisierung genannt, erlaubt eine ungefähr 16-mal schnellere Informationsübertragung im Gehirn. Neurone nehmen Kontakte zu anderen Neuronen auf, Gliazellen vermehren sich, Synapsen kommen und gehen und im Alter von etwa 20–21 Jahren ist die Gehirnreifung abgeschlossen. Wie das Gehirn sich entwickelt, ist grob vorgegeben, aber es ist modifizierbar durch äußere und innere Einflüsse (neuronale Plastizität). Das Gehirn ist immer etwas anders als am Tag zuvor. Es ist ein bisschen wie eine Baustelle. Bei manchen Menschen wird mehr, bei anderen weniger umgebaut und aufgebaut. Auch das Arbeitstempo ist unterschiedlich.

> Das Becken der Mutter ist schmal, also sind die Schädel klein. Kleine Schädel heißen kleines Gehirn.

> Aber nach der Geburt geht die Post ab.

Der Schädel muss bei der Geburt durch den Geburtskanal der Mutter nach draußen gelangen, und im Schädel ist die Hirnrinde bereits gefaltet, um eine möglichst große Oberfläche zu erreichen. Der Schädel limitiert das Gehirnvolumen. Hätten wir einen zu großen, also schweren Kopf, bräuchten wir einen dicken Hals und wegen unseres aufrechten Gangs käme unsere Statik gehörig durcheinander.

Es ist vielleicht zu früh, sich Gedanken über die Pubertät zu machen, aber darüber gibt es durchaus neuroanatomische und neurophysiologische Mutmaßungen. Nämlich: Das limbische System, das viel mit Emotionsregulation und -verarbeitung zu tun hat, ist schon sehr früh entwickelt, aber seine Kontrollinstanz, der präfrontale Kortex, der sich im Frontallappen befindet, ist erst wesentlich später voll funktionsfähig. Aus diesem Ungleichgewicht zwischen heftiger Emotion und mangelnder Regulation kann irritierendes Verhalten entstehen. Die Kinder sind dann geschlechtsreif, aber an der sonstigen Reife fehlt es meist noch.

Dem frühen Lächeln folgt das personenbezogene Lächeln ab der 6. Woche und dann kommen die strahlenden Augen und der offene Mund ab dem 3. Monat dazu. So stellt man Bindungen her. Dazu gehören natürlich auch das Weinen, der Blickkontakt, die Pantomime und die Imitationen (der Autor [JK] hat mit seiner Tochter erfolgreich die Silbenfolge Ho-Ho-Hồ Chí Minh geübt).

Kinder folgen in ihrer Entwicklung einer gewissen Regelhaftigkeit, die unterschiedlich beschrieben wird. Der Schweizer Biologe und Entwicklungspsychologe Jean Piaget beschreibt ein Vier-Stufen-Modell der kognitiven Entwicklung, wobei wir uns hier auf die erste Phase, die sensomotorische Phase, die ungefähr bis zum 2. Lebensjahr dauert, beschränken. Die Babys sind hier auf ihren Körper fokussiert, sie fangen auch mal an, die Rassel zu schütteln und werden zunehmend motorisch und kognitiv kompetenter.

Denkschemata bilden sich aus. Je nach Erfordernis wird das Denken an neue Informationen angepasst (Akkomodation) oder Informationen werden so passend gemacht, dass sie an die kognitive Struktur des Babys angepasst werden (Assimilation).

Entwicklung der Grob- und Feinmotorik

Am Anfang stand und steht die Motorik (und natürlich Sensorik). So haben wir alle angefangen. Und wir alle haben mit Reflexen angefangen. Die Liste ist nicht vollständig, aber hier seien einige der wichtigsten genannt: Suchreflex, Saugreflex, Moro-Reflex, Greifreflex und Schreitreflex. Neben den Reflexen gibt es schon Rudimente von eigeninitiierten Bewegungen wie Augenbewegungen, Rausstrecken der Zunge oder kurzes Heben des Kopfes.

Eigentlich weiß man nicht, was Babys alles tun würden, wenn sie motorisch dazu in der Lage wären. Eine erste Unterscheidung ist die zwischen Grobmotorik und Feinmotorik.

Die Grobmotorik entwickelt sich ungefähr so: In Bauchlage kann das Baby seinen Kopf etwas anheben, es kann auch seinen Oberkörper mit den Armen in dieser Position abstützen. Es fängt an, sich umzudrehen. Die kleinen Babybeine können schon etwas Körpergewicht tragen, der Vierfüßlerstand deutet sich an und manche Babys können schon zwischen dem 7. und 10. Monat sitzen. Gegen Ende des 1. Lebensjahres kann sich das Baby schon an Gegenständen hochziehen. Mit Unterstützung kann es auch etwas laufen.

Die Feinmotorik verläuft ungefähr so: Das Baby verfolgt seine Handbewegung mit den Augen, es fängt an, nach Objekten zu greifen, das Greifen wird dann immer präziser, irgendwann werden auch zwei Gegenstände aneinandergeschlagen. Es zeigt sich zuerst ein Scherengriff, bei dem die ganze Hand eingesetzt wird, danach kommt der Pinzettengriff (Zeigefinger gestreckt und berührt den Daumen), auf den dann der Zangengriff (Daumen und Zeigefinger werden gekrümmt) folgt.

Das ist die motorische Entwicklung – natürlich nur kurz skizziert! Wie überall gibt es auch hier eine große Variabilität und Eltern sollten bei Verzögerungen nicht gleich panisch werden.

Sprachentwicklung

Besonders faszinierend ist die Sprachentwicklung. Wenn man darüber und über das Auftauchen des Denkens beim Baby etwas erfahren möchte, wird man mit zwei Positionen konfrontiert, die sich nicht zwingend ausschließen. Es gibt Entwicklungspsychologen, die annehmen, dass Babys gleichsam angeborene Module und ein Basiswissen mitbringen, um den Anforderungen der physikalischen und sozialen Welt zu genügen. Andere wiederum sagen, dass die Verhaltensänderungen und Fortschritte in der Kindheit auf Plastizität und Lernen zurückzuführen sind. Sicher ist, dass Sprache und Sprechen und dann auch das Denken sensorische und kortikale Voraussetzungen benötigen, zu denen ein internes Zeitverarbeitungssystem und ein Vermögen, zwischen Sprache und anderen Lauten zu unterscheiden, gehören. Und das muss sich entwickeln.

Manche meinen, dass das schwierigste Problem der Wissenschaft in der Frage besteht, wie sich aus unseren Hominiden-Vorfahren eine solche Sprache entwickeln konnte.

Die sprachlichen Leistungen des 1. Lebensjahres dienen der Kommunikation und sind in der Regel nicht begrifflich. Die Eltern wenden sich mit sehr emotionaler Stimme an das Baby und in dieser Interaktion reagiert das Baby bald mit Lächeln oder sonstigen Formen der Zuwendung. Es stellt bald fest, dass es mit seinem Weinen, seinem Schreien und seiner Mimik etwas bewegen und damit Situationen herbeiführen oder abstellen kann. Diese anfänglichen Interaktionen werden zu Dialogen, bei der „Sprecher-Hörer-Wechsel" schon vorweggenommen werden. Am Ende des 1. Monats sind Vokale wie „a, ä" zu hören, die häufig mit einem „h" verbunden werden. Das hört sich dann so an: „ä ä ä a h ä ä ä". Ungefähr nach 2 Monaten kommen die Kehllaute dazu und das geht dann so: „rrr ej ö we ch ch ch". Ab dem 3.–4. Monat gesellen sich „m" und „b" hinzu, und das Baby fängt an zu juchzen. Danach kommt die Zeit der rhythmischen Silbenketten wie „mem – mem, die-die-die, ge-ge-ge". Ab dem 6. oder 7. Monat wird geplaudert.

Ab dem 8. Monat können sich die ersten Worte einstellen. Das Baby beginnt, Worte zu imitieren und das dazugehörige Wortverständnis entwickelt sich. Kognitive Prozesse in dieser Zeit sind nicht sprachlich, sie sind reflexbasiert oder Adaptationen von Reflexsystemen oder deren Kombinationen. Mit dieser Ausstattung werden die Grenzen der Räume erkundet, Voraussetzungen für Objektkonstanz (das Objekt existiert in der Vorstellung, auch wenn es seine Erscheinung wechselt) und Objektpermanenz (ein Gegenstand oder eine Person existiert auch immer noch dann, wenn es nicht wahrgenommen wird) geschaffen und es entstehen Entwürfe zum Problemlösen.

Allmählich kann sich das Kind mit den Wörtern auf Dinge beziehen, die anderswo sind, und die Sprache wird situationsunabhängig. In der Mitte des 2. Lebensjahres verfügt das Kind über ungefähr 20–30 Wörter und da diese Wörter auch Sätze darstellen, vergrößern sich die Anwendungsmöglichkeiten beträchtlich und die Betonung und der Kontext bedingen die Bedeutung.

In dieser Phase startet das Kind verschiedene Erkundungsaktivitäten bei maximal eingeschränkter Risikoabschätzung. Die kognitiven Leistungen sind geprägt durch ganzheitliches Erfassen und Schätzstrategien. In der Mitte des 2. Lebensjahres kommt es zum Zusammenfügen von Sprache und Kognition, d. h., Wörter werden zu Trägern von Begriffen und werden ins Denken eingebunden. Zum Ende des 2. Lebensjahres verfügt das Kind über alle Vokale, über die meisten Konsonanten und sein Wortschatz umfasst ungefähr 200–300 Wörter. Es ist auch die Zeit des Übergangs vom Ein- zum Zweiwortsatz.

Ihnen als Eltern kommt in dieser Phase eine ganz besondere Bedeutung zu. Sie verwenden ein "Talk-of-Baby-Register" oder, anders ausgedrückt, eine am Entwicklungsstand des Babys vereinfachte Sprache. Es ist ein gefühlsbetontes Sprechen mit viel Redundanz und einfachen Sätzen. Dieses "Babytalk-Register" vereinfacht die Kommunikation mit dem Kind. Es wird Wissen und Sprache vermittelt und durch den Gefühlsaspekt werden Persönlichkeit und soziale Kompetenz gefördert.

Am Anfang war das Wort, wie uns Johannes im gleichnamigen Evangelium oder wie uns ein schönes, lesenswertes Buch mit dem Titel *The First Word* mitteilen (Kenneally 2008). Aber es fängt schon vorher an: Da ist ein Weinen, ein Wimmern, Schluchzen und Lachen, und 20–30 Jahre später können nach gewissen Transformationen, die in der Kindheit und Pubertät stattfinden, Werke wie Ovids Metamorphosen, Goethes Faust, Shakespeares Sonette oder das Alte Testament entstehen. Nach unserer Kenntnis verfügen nur wir Menschen über ein solches Kommunikationssystem. Wir sind die „erzählenden Affen" (El Ouassil und Karig 2021).

Man braucht Stimmbänder, einen tiefgelegten Kehlkopf, eine lebhafte sensorische und motorische Lippeninnervation und die richtige Atemtechnik: Dann kann man "schmierige, schleimige Schellfischflossen" oder "Streichholzschächtelchen" sagen.

Aber Sprache ist mehr als Sprechen: Es ist eine Methode zur Übermittlung von Gedanken, Gefühlen und Wünschen mittels eines Systems von frei geschaffenen Symbolen (Edward Sapir), bei der mit endlichen Mitteln unendlich viele Sätze produziert werden können (Noam Chomsky). Dazu braucht man ein spezielles Gehirn. Das Gesprochene verlässt den Körper wie Luft und zur Fixierung des Gesprochenen gibt es eine Schriftsprache.

Warum wir über Sprache verfügen und was die Sprache ist, wird unterschiedlich erklärt. Für Michael Tomasello waren die Gesten und das Zeigen der erste Versuch, anderen mitzuteilen, dass das Gleiche gewollt wird ("shared intention"). Also von der Geste zum Wort.

Chomsky betrachtet die Sprache als biologisches Objekt und postuliert ein angeborenes System im Gehirn, dem eine Universalgrammatik zugrunde liegt ("language aquisition device"). Für die Behavioristen ist Sprache hingegen gelerntes Verhalten (Burrhus Frederic Skinner: ‚Verbal Behavior‘), also ein Verhalten wie jedes andere Verhalten auch, das auf einem Reiz-Reaktions-Schema beruht. Das Gehirn ist hier eine „Blackbox". Für Jean Piaget ist die Sprachfähigkeit von der Reifung des Nervensystems abhängig und Teil einer allgemeinen kognitiven Entwicklung, die mit dem jeweiligen Intelligenzniveau korrespondiert. Eine gebrauchsbasierte Linguistik nähert sich dem Spracherwerb wesentlich umfassender. Es werden verschiedene Denkweisen genutzt, die nicht notwendigerweise sprachspezifisch sind. Gedächtnis, Aufmerksamkeit und soziale Interaktion sind in diesem Kontext "nur" Werkzeuge zum Spracherwerb.

Vielleicht waren am Anfang der Tanz und der Gesang. Leicht ironisch wurde schon vermutet, dass am Anfang Geräusche und Tiere imitiert wurden: die Ding-Dang- oder Bow-Bow-Vermutung. Oder Emotionen wurden wiedergegeben, wenn man zum Beispiel in einen Mammutfladen getreten war: So entstand die Poo-Poo- oder die Pfui-Pfui-Spekulation.

Die Theorie des Kehlkopfabstieges, die eine Voraussetzung zum Sprechen ist, ist eine weitere Theorie.

> War am Anfang das Wort? Eher die Gesten, eher die geteilten und erkannten Intentionen – und dann das Wort.

Leider hat der Turmbau zu Babel alles vermasselt. Gott verwirrte die Ursprache so nachdrücklich, dass wir derzeit ungefähr 6000 Sprachen haben.

Intelligenz: Baby-IQ und Schimpansenkinder

Die IQ-Messungen Erwachsener sind schon problematisch genug. So soll ein Wert von 100 mit einer Abweichung von +/−15 den Durchschnitt darstellen. 63 und weniger ist nicht gut. Auszugsweise zwei Fragen aus einem IQ-Test: Wissen Sie, was Apokryphen sind? Wissen Sie, was Brekzie ist? Eine unabdingbare Voraussetzung für einen hohen IQ (hahaha).

Baby-IQs gibt es nicht. Aber man kann Babys beobachten. Sind sie lebhaft, sind sie neugierig? Wann schauen sie von einem mehrfach gezeigten Gesicht weg? Wann wenden sie sich einem neuen Gesicht zu? Ist das Objekt langweilig geworden? Wurde es abgespeichert? Das sind Methoden der Entwicklungspsychologie und werden als Habituation-Dishabituation bezeichnet. Unter Habituation versteht man die Gewöhnung an ein Objekt bis die Aufmerksamkeit einem neuen Objekt zugewandt wird. Ein scheinbar einfacher Vorgang. Aber dazu gehören: Objektrepräsentation, Wiedererkennen und ein Vergleich von neuen mit alten Informationen. Das ist schon eine Menge. Manche sagen, dass man mit dieser Wahrnehmungsmethode bzw. dem schnellen Reaktionswechsel den IQ im Jugend- und Erwachsenenalter vorhersagen kann.

Schimpansenkinder werden gerne mit Menschenkindern verglichen. Die irritierende genetische Übereinstimmung (mehr als 99 %) steht jedoch in auffälligem Kontrast zu den körperlichen, motorischen und geistigen Erscheinungen.

Menschenkinder haben deutlich längere prä- und postnatale Entwicklungsstadien. Die neuronale Entwicklung ist beim Menschen erst mit 20 Jahren abgeschlossen, beim Schimpansen etwa mit 8–9 Jahren. Vor allem der Neokortex bei Menschen braucht Zeit zum Wachsen und hier vor allem der präfrontale Kortex. Die Sulci (Furchen) und Gyri (Windungen) bei den beiden Spezies ähneln sich.

Die Lebenserwartung eines heute geborenen Menschenkindes liegt etwa bei 90 Jahren, die eines Schimpansen bei geeigneter Umgebung bei 40 Jahren. Letztere ist ungefähr die gleiche Lebenserwartung, die Pygmäen unter idealen Bedingungen im Dschungel haben. Die kognitiven Fähigkeiten von Affenkindern und Menschenkindern ähneln sich am Anfang noch, aber spätestens nach 2 Jahren gibt es substanzielle Unterschiede.

Vielleicht unterschätzen wir die Intelligenz und die kognitiven Fähigkeiten von Schimpansen. Ein Unterschied zu den Menschen besteht darin, dass Affen keine Kultur haben, also keine tradierte Weitergabe von Normen, Kunst und Literatur. Alle Affen müssen immer von vorne anfangen, also gleichsam "das Rad immer aufs Neue erfinden". Affen können sehr schlecht imitieren, haben keine "shared intention" und keine Schriften, in denen Anleitungen zu einem gelungenen Leben stehen. Wissen kann bei ihnen nicht kopiert werden, d. h., sie müssen den mühseligen Weg des Ausprobierens und Problemlösens gehen. Oder wie ein klassischer Filmtitel sagt: „Und täglich grüßt das Murmeltier" (1993). Stellen Sie sich vor, uns stünden die Kulturtechniken Lesen, Schreiben und Malen nicht zur Verfügung und es gäbe keine Sprache, mit der man Information an unsere Nächsten weitergeben könnte! Andere Menschenaffen als wir haben auch keine formal Lehrausbildung.

> Wir sollten die Intelligenz der mit uns genetisch fast identischen Schimpansen nicht unterschätzen. Messen und Vergleichen sind immer schwierig.

Also Bescheidenheit.

Gedächtnis

Was sind wir ohne Gedächtnis? Die Orte sind fremd, die Menschen sind fremd und die Biografie ist abhandengekommen. Wir wissen, dass ein Baum ein Baum ist und ein Hund ein Hund. Das ist Weltwissen oder semantisches System. Aber: Um ein Gedächtnis verlieren zu können, muss man zunächst einmal eines haben. Und "eines" gibt es sowieso nicht. Etwas grob und auf die Schnelle: Man kann das Gedächtnis nach Speicherdauer in Ultrakurzzeitgedächtnis, Kurzzeitgedächtnis und Langzeitgedächtnis aufteilen, nach Inhalten in semantisches, episodisches, prozedurales und perzeptuelles Gedächtnis. Beim Abrufen unterscheidet man zwischen Wiedererkennen und freiem Abruf. Der Akt der Einspeicherung, also die initiale Informationsverarbeitung und die Übersetzung in einen neuronalen Code, muss gefestigt werden – die Konsolidierungsphase – und dann können Informationen wieder abgerufen werden.

Mit wie viel Wissen wir auf die Welt kommen ist unklar. Wir bekommen keine Auskunft von unseren Ankömmlingen und wir müssen es aus ihrem Verhalten erschließen. Die Sprache ist noch nicht da. Etwa ab dem 3. oder 4. Lebensjahr setzen die Erinnerungen ein. Das sagen Erwachsene, wenn man sie nach den ersten Erinnerungen fragt. Aber Babys sammeln erste Informationen schon im Mutterleib. Dort wackelt und blubbert es. Es sind Gerüche da, es wird auch geschmeckt und gehört und wahrscheinlich findet auch irgendeine Art der Abspeicherung statt. Nach der Geburt ist das prozedurale Gedächtnis dominant (motorische Abläufe, Fertigkeiten, Mimik etc.).

> Ist die Erinnerung wie ein Hund, der sich hinlegt, wo er will (C. Notteboom)? Und sich dann breit macht? Nein! Sehr kompliziert. Sehr emotional. Ein großes Rätsel.

Ein elegantes Experiment demonstrierte das Gedächtnis von 2–6 Monate alten Babys. Das ging so: Die Babys lagen in ihren Bettchen. Über ihnen ein Mobile, das über Schnüre mit einem Füßchen verbunden war. Sehr bald konnten die Babys feststellen, dass sich das Mobile umso mehr bewegte, je mehr sie mit den Beinchen strampelten. Am nächsten Tag fingen sie gleich vermehrt an zu strampeln, als sie das Mobile erkannten. Das ist Gedächtnis!

Wichtig ist auch – und dazu braucht man ebenfalls ein Gedächtnis –, dass das, was man nicht mehr sieht oder hört, trotzdem noch da ist (das beginnt schon sehr früh). Ab dem 3. Lebensjahr beginnt das deklarative Gedächtnis, bei dem auch eine Raum-Zeit-Einordnung hinzukommt, wenngleich unklar ist, wie lange Babys etwas in ihrem Gedächtnis behalten können: ab dem 6. Monat ungefähr 24 Stunden, ab dem 9. Lebensmonat ungefähr einen Monat und ab dem 2. Lebensjahr ungefähr 4 Monate.

Das Kurzzeitgedächtnis ist als Erstes da. Dann folgt das Langzeitgedächtnis und mit Entwicklung der Sprache explodiert das Wissen.

Nur als Exkurs: Was ist Ihre erste Erinnerung? (siehe hierzu auch den Beitrag Why you can't remember being born: A look at ‚infantile amnesia‘ [The Conversation, 2022]). Das ist immer schwierig zu beantworten. Bestimmte Ereignisse werden wahrscheinlich in den ersten 2–3 Lebensjahren nicht abgespeichert. Aber warum? Vielleicht weil kein autobiografisches Gedächtnis da ist? Vielleicht weil die Sprache fehlt? Oder weil es in einem später nicht mehr zugänglichen Format abgespeichert wird (z. B. Handlungsschemata)?

Weiterführende Literatur

Cowan M (1988) Entwicklung des Gehirns (9. Aufl.) Spektrum der Wissenschaft-Verlag: Heidelberg

El Ouassil S, Karig F (2021) Erzählende Affen: Mythen, Lügen, Utopien – wie Geschichten unser Leben bestimmen. Ullstein Buchverlage: Berlin

Girard-Buttoz C, Zaccarella E, Bortolato T, Friederici AD, Wittig RM, Crockford C (2022) Chimpanzees produce diverse vocal sequences with ordered and recombinatorial properties. Commun Biol 5(1):1–15

Haug-Schnabel G, Bensel J (2017) Grundlagen der Entwicklungspsychologie: Die ersten 10 Lebensjahre. Herder: Freiburg, München, Berlin

Kenneally C (2008) The first word: the search for the origins of language. Penguin Books: London

Lohaus A, Vierhaus M (2019) Entwicklungspsychologie des Kindes- und Jugendalters für Bachelor, 4. Aufl. Springer: Heidelberg

Markowitsch HJ (2002) Dem Gedächtnis auf der Spur. Vom Erinnern und Vergessen. Primus: Darmstadt

Neubauer S, Hublin JJ (2012) The evolution of human brain development. Evol Biol 39(4):568–586

Pauen S (2011) Vom Baby zum Kleinkind: Entwicklungstagebuch zur Beobachtung und Begleitung in den ersten Jahren. Spektrum Akademischer Verlag: Heidelberg

Siegler R, Eisenberg N, DeLoache J, Saffran J (2016) Entwicklungspsychologie im Kindes- und Jugendalter, 4. Aufl. Springer: Heidelberg

4

Timing und Frequenz der Übungen

Wann soll man mit dem Training beginnen?

Wahrscheinlich können Sie 14 Monate lang mit Ihrem Kind mit diesen Übungen trainieren. In dieser Zeit wird sich Ihr Kind sehr rasch verändern, und wenn jemand Ihr Kind 4 Wochen lang nicht gesehen hat, wird er sagen: „Ist der (oder die) aber groß geworden!" Sie werden manchmal denken: „Ist der (oder die) aber schwer geworden!"

Am besten, Sie beginnen mit den Übungen, wenn Ihr Kind ungefähr 5 Monate alt ist, je nach Entwicklungsstand kann es auch etwas früher oder später sein. Das Kind sollte auf jeden Fall seinen Kopf eigenständig halten können!

Unter dem Begriff „Aufwärmen" werden alle Maßnahmen verstanden, die vor einer sportlichen Belastung – sei es für das Training oder für den Wettkampf – der Herstellung eines optimalen Vorbereitungszustandes sowie der Verletzungsprophylaxe (Vorbeugung) dienen. Durch ein für die Sportart sinnvoll orientiertes Aufwärmen sollen demnach Ausgangsbedingungen für die neuromuskuläre, organische und seelisch-geistige Leistungsfähigkeit geschaffen werden.

© Der/die Autor(en), exklusiv lizenziert an Springer-Verlag GmbH, DE, ein Teil von Springer Nature 2023
J. Kessler et al., *Workout mit Baby*, https://doi.org/10.1007/978-3-662-66811-5_4

Das Aufwärmen ist die mentale und körperliche Vorbereitung auf das eigentliche Workout. Es soll leistungssteigernd sein, den Körper auf eine Strapaze vorbereiten und vor Verletzungen schützen. Beim aktiven Aufwärmen müssen Sie selbst etwas tun, beim passiven – was für ein Luxus – werden Sie durchgeknetet. Beim "mentalen Warm-up" nehmen Sie die Bewegungsabläufe vorweg, wie etwa beim Hoch – oder Dreisprung. Ihr Baby braucht so was nicht.

Ein Kind wiegt bei der Geburt ungefähr 3,5 Kilo, ein an sich ideales Gewicht für den Trainingsbeginn. Nur da ist es noch etwas früh. Am besten, Sie warten ab, bis es eigenständig seinen Kopf stützen kann. Ihr Kind wird dann ungefähr 4–5 kg wiegen – immer noch ein gutes Startgewicht. Das Trainingsende für die von uns vorgestellten Übungen wird ungefähr beim 24. Monat liegen, wenn das Kind 15 kg wiegt. In der Zeit zwischen dem 6. und 24. Monat wird Ihr Kind erstaunliche Änderungen durchlaufen, und Sie werden mit einem filigranen 6 Monate alten Kind anders umgehen als mit einem 2 Jahre alten Kind. Dies ist ein Wissen, das Sie sich nicht aneignen müssen, das haben wir alle seit alters her.

Das Trotzalter, die große Wut der Kleinen, wird auch Ihnen begegnen, schneller, als Ihnen lieb ist. „Nein" und „Warum" sind dann zwei vorherrschende und ganz berechtigte Äußerungen im Komplex des Krafttrainings, aber leider sind sie generalisiert anzutreffen und machen strategisches Vorgehen notwendig. Erst einmal ist es wichtig, gelassen zu sein und das Wissen zu haben, dass die Trotzphase zur Entwicklung eines gesunden Menschen dazugehört. Nennen Sie es vielleicht Autonomiephase, und weil Ihr Kind nicht in der Lage ist, die Situation zu überblicken und zu kontrollieren, gerät es außer Rand und Band.

Eine weitere Autonomiephase wird sich subtiler und anhaltender einige Jahre später einstellen: die Pubertät. Jedenfalls erleiden Sie keinen Autoritätsverlust, wenn Sie in der Trotzphase nicht zwingend auf Regeleinhaltung bestehen. Denken Sie daran, dass es ein Spiel ist.

Babys tragen wir sowieso, Kleinkinder möchten getragen werden, häufig exklusiv vom Vater oder von der Mutter. Es sind Traglinge. Das kann im Laufe der Zeit sehr schmerzhaft werden und zu Rücken- oder Hüftproblemen führen. Auch Sehnenscheidenentzündungen sind nicht selten.

Das Krafttraining mit Ihrem Kind ist hierzu eine sinnvolle Vorbeugung, und regelmäßiges Training schützt Sie vor den Schmerzen.

Sie können es auch als Demenzprophylaxe ansehen.

Zu den Übungen

Stellen Sie sich darauf ein, nicht alle aufgeführten Kraftübungen in einem Durchgang bewältigen zu können. Wie viele Übungen Sie machen können, hängt von Ihrem Kind bzw. dem Unterhaltungswert des Trainings ab. Sie können kombinieren, modifizieren oder weglassen. Es gilt: Je amüsanter und kurzweiliger Sie das Workout/Ihr "Meeting" gestalten, desto länger können Sie trainieren. Was unterhaltsam ist, müssen Sie selbst herausfinden. Sie können beispielsweise Grimassen schneiden oder das Training kindgemäß kommentieren. Das kann sich dann so anhören: „Eins, zwei, wuff … " oder so ähnlich. In Ihrem Babytalk-Register müsste viel Lautmalerisches und anderes aufzufinden sein.

Da Sie möglicherweise nicht alle Übungen direkt hintereinander durchführen können, sollten Sie die Übungen nach Muskelgruppen zusammenfassen – also heute z. B. die Beinmuskulatur, morgen die Arme, übermorgen Bauch und Rücken. Selbstverständlich können Sie die Übungen auch singulär, einfach so zwischendurch machen. Das hat den Vorteil, dass sich Ihr Kind garantiert nicht langweilt.

Das Baby kann natürlich auch durch eine Kettlebell (Kugelhantel mit Griff) ersetzt werden. Bloß nicht durch Haustiere!

Es wird auch so sein, dass Sie die Übungen zur Kräftigung der Wadenmuskulatur, die Kniebeugen im Ausfallschritt oder überhaupt die Kniebeugen sehr lange durchführen können. Andere Muskelgruppen können nur für eine kurze Zeit trainiert werden. Beispielsweise Kreuzheben, Drehung für Beleibte oder Bizepscurls.

Wie häufig Sie eine Übung durchführen, hängt von Ihrer Konstitution, Ihrer Vorerfahrung und der Konstitution Ihres Kindes ab. Gehen Sie nicht an Ihre Grenzen, sondern wechseln Sie lieber zu einer anderen Übung. Und lassen Sie sich etwas für die Pausen einfallen. „Tri, tra, trallalla" oder so was. Wenn es wirklich nicht mehr geht, kaufen Sie sich eine

Hantel und adaptieren Sie die Instruktionen an dieses Gerät. Einen Teddybären mit Sand auszustopfen und dann Krafttraining zu machen wäre auch möglich, aber etwas albern.

Am Ende der "Einheiten" folgt das Cool-down, das ist das „Herunterfahren" Ihrer körperlichen Aktivität. Spitzensportler gehen dazu in ein Ermüdungsbecken oder kühlen ihren Körper mit Eis.

Pi mal Daumen wurden die Übungen in leicht, mittel und schwer aufgeteilt, das sind Erfahrungswerte aus der Umgebung der Autorenschaft, keine empirische Evidenz. Machen Sie die Übung, solange Sie und Ihr Kind das wollen. Achten Sie auch auf Ihre Atmung. Beim Stemmen ausatmen und beim Zurückbewegen wieder einatmen.

Aufwärmen: Warm-up-Choreografie

Das können Sie immer machen, auch ohne das nachfolgende Programm. Ihr Kind wird es Ihnen rechtzeitig mitteilen, wann es zu albern wird. Am besten zeigen Sie Ihrem Kind, was damit gemeint ist. Sie können im Zimmer hin- und herhüpfen oder Haken schlagen wie ein Hase. Sie können die Arme rotieren und dabei versuchen, einen Hubschraubermotor zu imitieren. Sie können auf der Stelle treten und abwechselnd versuchen, die Knie an die Brust zu heben; wem es gegönnt ist, die kann zusätzlich die Arme in die gleiche oder entgegengesetzte Richtung kreisen lassen. Sie können eine Art Schattenboxen ausüben und leise Kampfschreie dabei ausstoßen. Lassen Sie Ihren Oberkörper kreisen, vielleicht10-mal nach links und 10-mal nach rechts. Falls Luftballons zur Verfügung stehen, können Sie diese in die Luft wirbeln und versuchen, sie mit den Händen und den Füßen in der Luft zu halten. Oder klemmen Sie einen Luftballon zwischen die Beine und hüpfen Sie. Sie können sich auf den Rücken legen und so tun, als ob Sie Fahrrad fahren. Greifen Sie abwechselnd nach den Sternen oder pflücken Sie Äpfel. Seien Sie ein Flugzeug, das durch ein Unwetter muss. An guten Tagen können Sie auch einen Hampelmann machen oder „Aufräumen für Fortgeschrittene": Bei dieser Übung sammeln Sie so schnell Sie können all die kleinen Bären, Puppen, Holzklötzchen und Autos ein. Denken Sie jedoch immer daran, dass Sie sich in der Aufwärmphase befinden und dass Sie nirgendwo anstoßen! Steht Ihnen mehr Platz zur Verfügung, machen Sie einen Slalom. Sie können Ihr Kleinkind auch schon in dieser Phase des Sportprogramms integrieren, indem Sie es hin- und herschwingen und „Hui" sagen.

Ihre Ausdauer können Sie mit dem Cooper-Test (benannt nach dem amerikanischen Arzt und Physiotherapeuten Kenneth H. Cooper) bestimmen. Dazu müssen Sie einen 12-minütigen Dauerlauf absolvieren und die dabei zurückgelegte Strecke messen. Eine sehr gute Leistung liegt ungefähr bei 2500 Metern, eher ungenügend sind 1500 Meter. Sie können sich natürlich auch einen Tropfen Blut abnehmen lassen und so wie die Bundesligaspieler ihre Laktatwerte bestimmen lassen. Laktate sind die Salze der Milchsäure und geben Auskunft über die körperliche Leistungsfähigkeit. Sie geben auch Auskunft darüber, wann zu viel zu viel ist (Berti Vogts: „Die Laktatwerte waren in Ordnung". Zitat anlässlich des Ausscheidens der deutschen Nationalmannschaft bei der WM 1998 in Frankreich).

Sie können Ihre Aufwärmübungen auch mit Musik untermalen. Bewährt haben sich Lieder wie „Die Affen rasen durch den Wald", „Backe, backe Kuchen" oder das „Lummerland-Lied". Das eine oder andere Lied mag Ihnen gänzlich ungeeignet erscheinen oder geradezu kontraproduktiv – egal, orientieren Sie sich an den persönlichen Charts Ihrer Partnerin bzw. Ihres Partners und er oder sie wird es Ihnen jauchzend danken.

Ihr Kind wird Ihre Aufwärmübungen zumindest bei den ersten paar Sitzungen mit einem gewissen Staunen zur Kenntnis nehmen, was dann aber rasch einer schmunzelnden Nachsicht weicht.

Die Toleranz ihrer Mitbewohner, die Größe Ihrer Wohnung und natürlich auch Ihre Fitness bestimmen die Dynamik dieses Geschehens.

Ideal ist, wenn die Eltern die Aufwärmübungen gemeinsam machen, und noch idealer ist es, wenn das Kind miteinbezogen wird. Ein besonders beliebtes Spiel für Kinder ist das, was im Süddeutschen „Engele, Engele flieg" genannt wird und von Norddeutschen ganz eigenartig ausgesprochen wird. Bei diesem Spiel wird das Kind in die Mitte genommen und an den Händchen gehalten. Dann werden mit dem Kind unter Aufsagen von „Engele – Engele" ein paar Schritte Anlauf genommen und bei „flieg" hebt es vom Boden ab. Das Spiel ist sowohl für die Wohnung als auch für draußen geeignet. Wichtig ist, dass das Kind sicher gehalten wird, jedoch ohne dabei seine Händchen zu quetschen. Dieser Kinderklassiker kommt immer an und Ihr Kind wird das Spiel niemals von sich aus abbrechen.

Ein weiterer Klassiker ist Krabbelfangen: Bei diesem Spiel, das zu zweit oder auch zu dritt durchgeführt werden kann, wird anfangs festgelegt, wer der Jäger oder der Gejagte ist. Am besten ist, wenn Sie versuchen, Ihr Kind zu fangen. Gehen Sie und Ihr Kind mit Händen und Knien auf den Boden und versuchen Sie, Ihr ebenfalls krabbelndes Kind einzufangen. Gönnen Sie ihm ruhig einen kleinen Vorsprung. Und ab geht's. Das Kind kann natürlich auch versuchen, Sie einzufangen und es sind auch Fangkoalitionen denkbar. Das Spiel funktioniert drinnen und draußen. Eine Variante davon ist das Hinderniskrabbeln, also unter dem Tisch durch auf das Sofa, zwischen Stühle und so weiter.

Ist Ihr Kind schon älter, also ungefähr 2½–3 Jahre alt, so hat sich folgendes Spiel bewährt: Es werden drei Begriffe vereinbart und jeder Begriff ist mit einer Bewegung assoziiert. Bei dem Wort „Stein" muss man sich so schnell wie möglich auf den Boden legen. Bei dem Wort „Luft" muss man einen Sprung in die Luft machen und bei dem Wort „Vogel" muss man mit den Armen flattern. Man kann sich beim Rufen der Wörter abwechseln und das Tempo allmählich steigern.

Ein weiteres Spiel zu dritt lässt sich mit einem Luftballon durchführen. Der Luftballon wird mit einer ungefähr einen Meter langen Schnur am Fußgelenk eines Elternteils festgebunden. Mama oder Papa laufen dann weg und das Kind versucht, den Ball zu treten. Das andere Elternteil tut so, als ob es ebenfalls treten würde. Vielleicht macht es dem Kind auch Spaß, den Luftballon selbst mal am Fußgelenk zu haben.

Auch einen Besenstiel kann man in die Warm-up-Choreografie integrieren. Die Eltern halten den Besenstiel so hoch, dass er vom Kind gerade noch wie bei einem Klimmzug erfasst werden kann. Danach wird der Stab langsam hochgehoben, bis das Kind nicht mehr auf den Füßen steht. Letztlich bestimmt das Kind seine Wohlfühlhöhe. Danach schwingen Sie den Stab hin und her, wobei Sie Ihr Kind fragen sollten, wie weit das Pendel ausschlagen soll.

Bei einer anderen Übung mit einem Stab oder Besenstiel wird der Stab immer etwas tiefer gehalten. Das Kind muss gebückt unten durchlaufen und letztlich unten durchkriechen. Berührt es den Stab, so wird abgewechselt. Das Tempo kann variiert werden.

Eine Übung, die auch von allen dreien nebeneinander gleichzeitig gemacht werden kann, ist „Schildkröte auf dem Rücken liegend". Sie legen sich alle auf den Rücken, die Knie werden angewinkelt, möglichst bis zum Bauch, dann umfasst, wobei die Hände fest ineinander verschränkt werden. Der Rücken wird dabei rund und kugelig. In dieser Position fangen Sie alle an, hin- und herzuschaukeln, eben wie eine Schildkröte auf dem Rücken.

Mit stabilen Pappkartons lässt sich auch allerlei anfangen. Sie können einen individuellen Parcours auslegen, wobei die Distanz der Kartons sich an der Schrittlänge des Kindes orientiert. Danach muss es mit Riesenschritten von einem Pappkarton auf den anderen schreiten.

Bei einer Übung, die im Freien durchgeführt werden sollte, wird eine Fläche von einem Quadratmeter z. B. mit einem Seil oder einer Schnur abgesteckt. Das Kind darf sich innerhalb dieser Fläche bewegen und die Eltern versuchen, es mit Softbällen zu treffen. Bei einem Treffer wird ausgewechselt und der Schütze steigt in den Ring.

Ein Spiel, das sowohl für die Wohnung als auch für draußen geeignet ist, ist Seifenblasenpusten. Das Kind oder auch Sie versuchen, so viele Blasen wie möglich einzufangen. Hier ist natürlich etwas Technik gefragt.

Mit einer stabilen Decke können Sie beispielsweise „Hängematte" spielen. Sie können das Kind hin- und herschaukeln, es tief hängen lassen oder die Decke sehr straff halten. Auch können Sie die Halteposition ändern. Sie können die Decke mit ausgebreiteten Armen halten, wobei die Handflächen einmal nach unten oder einmal nach oben zeigen. Sie können die Decke auch nah am Körper halten, was wieder andere Muskelgruppen beansprucht. Das Kind selbst kann auch eine Hängematte sein. Ein Elternteil hält es an den Fußgelenken fest, das andere an den Handgelenken und dann kann es hin- und hergeschwungen werden.

Mit Decken kann man auch trefflich spielen. Beispielsweise wird die Decke auf dem Boden ausgebreitet, das Kind legt sich auf die Decke, hält einen Zipfel fest und rollt sich ein, bis nur noch die Nasenspitze zu sehen ist. Danach sind Sie dran.

Man kann sich auch einfach so auf dem Boden rollen und wälzen, das macht Spaß und entspannt ungemein. Und wenn Sie schon auf dem

Boden liegen, können Sie alle zusammen eine Runde „Fahrrad fahren". Also auf den Rücken legen, die Hüfte mit den Händen abstützen, die Beine in die Luft, und dann wird losgestrampelt.

Was Kleinkindern sehr schwer fällt, ist, auf einem Bein zu hüpfen. Aber Sie können es. Hüpfen Sie mal auf dem linken, mal auf dem rechten Bein durch die Wohnung. Am besten machen Sie diese Übung jedoch im Freien. Sie können mit Ihrem Partner/Ihrer Partnerin einen „Hahnenkampf" machen. Sie verschränken dabei die Arme über der Brust und versuchen, auf einem Bein hüpfend Ihr Gegenüber frontal aus dem Gleichgewicht zu bringen – eine sehr anstrengende Übung, bei der Sie auch nach Erschöpfung das Bein wechseln können. Ihr Kind kann Ihnen amüsiert bei diesen und bei den nächsten Übungen zuschauen.

Bei einer anderen Übung versuchen Sie, so schnell wie möglich (aber auch so vorsichtig wie möglich) mit den Zehenspitzen die Zehenspitzen Ihres Partners/Ihrer Partnerin zu berühren. Sie können dabei Attacken starten, aber auch ausweichen. Ansonsten dürfen Sie sich nicht berühren. Sie können aber auch versuchen, sich so schnell wie möglich mit den Fingerspitzen am Oberkörper zu berühren. Auch hier kann man Attacken ausweichen oder selbst welche starten.

Ihrem Kind macht es auch einen Riesenspaß, wenn es durchgekitzelt wird oder wenn Sie kleine Kämpfe mit ihm machen.

Führen Sie Ihr Warm-up und das Krafttraining im Freien durch, gibt es nahezu unbeschränkte Möglichkeiten. Sie können Sackhüpfen machen oder Seilziehen und Ihr Kind ist Schiedsrichter. Es bieten sich auch verschiedene Arten von Ballspielen an. Sie können Fangen spielen, wie ein Hampelmann hüpfen oder Ringelreihen tanzen.

Das Greifen mit den Zehen kann ein wunderbares Spiel sein. Mit nackten Füßen kann man versuchen, Gegenstände wie z. B. einen dicken Stift, einen Schlüsselbund, ein Tuch, ein zusammengeknülltes Blatt oder Zeitungspapier, Socken, Kleiderstücke, Spielsachen etc. von einem Platz zum anderen zu legen. Wechseln Sie bitte mit den Füßen ab. Dem Kleinkind wird es nicht unbedingt gelingen, diese Übung auszuführen, es wird sie aber auf jeden Fall probieren und Spaß dabei haben.

Ältere Kinder können auch versuchen, Pantomime oder Handlungen zu erraten. Die Durchführung der Pantomime dient natürlich nur dann dem Aufwärmen, wenn sie dynamisch und am besten übertrieben durchgeführt wird. Man kann z. B. so tun, als ob man Wäsche aufhängt. Dazu muss man sich strecken, bücken, imaginäre Wäscheklammern verwenden etc. Fragen Sie Ihr Kind immer, was Sie jetzt tun. Wenn Sie das Ganze noch mit Grimassen untermalen, entspannt sich Ihre Gesichtsmuskulatur und es dient gleichzeitig dem Amüsement Ihres Kindes. Weitere pantomimische Tätigkeiten, die zu erraten sind und dem Aufwärmen dienen, sind Fenster putzen, Geschirr abtrocknen, Teppich klopfen, Boden fegen, einen Nagel möglichst weit oben in die Wand schlagen, Teig kneten, Kartoffelbrei rühren. Malen Sie sich weitere Tätigkeiten aus, denken Sie aber immer daran, dass Sie in der Aufwärmphase sind.

Beliebt ist auch seit alters her „Tiere nachmachen". Sie sollten wann immer möglich Ihre Vorstellung mit der dazugehörigen Tierstimme untermalen. Sie können auf allen Vieren durch das Zimmer laufen und bellen oder knurren wie ein Hund. Sie können auch in ein Kleidungsstück beißen und es mit dem Kopf verschütteln. Sie können mit der linken und „rechten Tatze" schlagen wie ein Löwe, watscheln wie eine Ente, sich einrollen wie ein Igel, einen Buckel machen wie eine Katze, sich schlängeln wie eine Schlange und mit den Armen schwingen wie ein Albatros oder nervös und unruhig flattern wie ein Kolibri. Je nach Bodenisolierung und Toleranz der Nachbarn können Sie auch trampeln wie ein Trampeltier. Sie können wie ein Elefant durch den Raum schreiten, dick und behäbig. Es ist nicht notwendig, dass alle zur gleichen Zeit dasselbe Tier nachahmen. Es sind interessante Kombinationen denkbar.

> Verletzen Sie Ihr Kind nicht. Es gilt: Zeigen Sie Fantasie. Toben Sie. Hüpfen Sie. Bringen Sie Ihr Kind zum Lachen. Anything goes! (Paul Feyerabend)

Ein Höhepunkt des Aufwärmens dürfte eine Kissenschlacht in einem gesicherten Terrain sein. Je größer die Kissen sind, umso größer der Spaß.

Eine Übung, die ein Elternteil mit dem Kind machen kann, ist das „Flugzeug". Dieses Spiel sollte am besten im Freien durchgeführt werden.

Das Kind wird dabei an Arm und Fuß gehalten und im Kreis gedreht. Dabei kann versucht werden, das Kind mal höher oder tiefer fliegen zu lassen. Achten Sie aber darauf, dass Sie das Kind sicher halten und dass es nirgends anstoßen kann.

Mit einem Handtuch kann man Seilziehen machen, und es sollte nicht jedes Mal das Kind sein, das gewinnt. Ein Regenschirm kann als Säge verwendet werden, mit der man zusammen mit dem Kind den Stuhl „zersägt".

Viele Kinder mögen es auch, wenn sie an den Füßen der Eltern durch den Raum schreiten dürfen. Das Kind steht dabei auf Ihren Füßen, der Kopf ist zu Ihnen gewandt und Sie halten es an den Händen fest. Durch Schrittvariationen wie schnelles Tippeln oder Hochheben der Beine kann man sehr schnell außer Atem geraten.

Sie können mit Ihrem Kind und Ihrem Partner/Ihrer Partnerin auch eine Disco veranstalten. Schütteln Sie sich frei, während Sie sich mit Musik von ABBA, Lady Gaga oder Rolf Zuckowski zudröhnen lassen. Zu tanzen, zu singen, sich rhythmisch zu bewegen – das ist es, was Ihrem Kind gefällt.

Nach 8–10 Minuten hat sich Ihre Körperkern- und Muskeltemperatur erhöht. Atemfrequenz und Pulsrate sind gestiegen, Stoffwechselvorgänge werden beschleunigt und Sie sind seelisch-geistig und neuromuskulär in der Lage, Kraftübungen mit Ihrem Kind zu machen.

Jetzt können Sie mit dem Krafttraining beginnen.

Weiterführende Literatur

Wollny R (2017) Bewegungswissenschaft: Ein Lehrbuch in 12 Lektionen, 5. Aufl. Meyer & Meyer: Aachen

Teil II

Das Workout-Programm

5

Aufwärmen

Die Übungen des Aufwärmteils sollten nach den Aufwärmspielen durchgeführt werden (können aber auch seperat durchgeführt werden) und sind so zusammengestellt, dass sie auch dann noch durchgeführt werden können, wenn das Kind so schwer geworden ist, dass nur noch wenige Kraftübungen mit ihm möglich sind.

Stepping Parent – Marschierende Eltern

Aufwärmen der Beine (vorderer Oberschenkelmuskel), Griffkraft (Muskeln der Unterarme), Nackenmuskulatur, gerader Bauchmuskel und unterer Rücken

- Stellen Sie sich schulterbreit hin

- Füße zeigen leicht nach außen

- Halten Sie Ihr Baby fest in den Händen vor die Brust

- Marschieren Sie auf der Stelle - Marching

Sie können das Tempo variieren, Sie können die Knie besonders hochheben. Sie können vorne/hinten/seitlich auftippen. Wenn Sie es lange genug machen, ist es ein Fatburner. Mit schmissiger Musik klappt es noch besser!

Leicht: 1 min

Mittel: 3 min

Schwer: 5 min

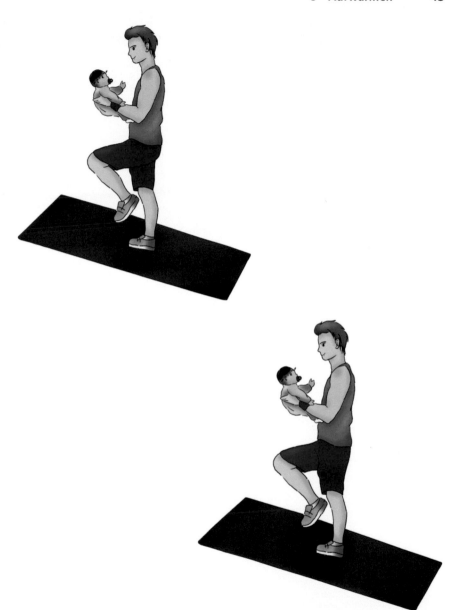

Kick it like Ronaldo – Fußball für Anfänger: Nach vorne

Aufwärmen der vorderen Oberschenkelmuskulatur, des großen Gesäßmuskels und des Wadenmuskels

- Stellen Sie sich schulterbreit hin

- Füße zeigen leicht nach außen

- Halten Sie Ihr Baby fest im Arm vor die Brust

- Fuß im 90°-Winkel nach vorne anwinkeln

- Kicken Sie Ihren Fuß nach vorne

- Wechseln Sie Ihr Standbein, sodass Sie die Übung mal links und mal rechts ausführen

Leicht: 1 min

Mittel: 2 min

Schwer: 3 min

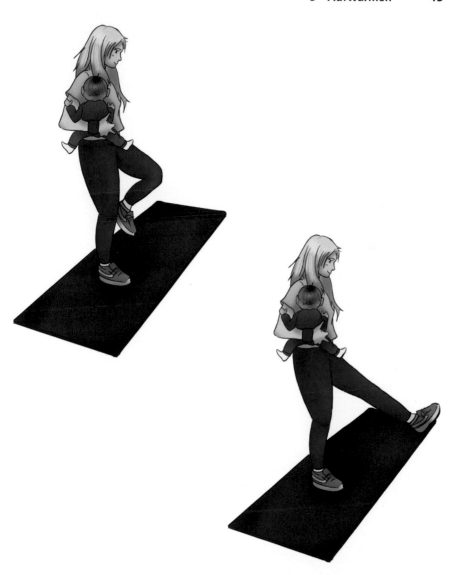

Kick it like Ronaldo – Fußball für Anfänger: Nach hinten

Aufwärmen der hinteren Oberschenkelmuskulatur

- Stellen Sie sich schulterbreit hin

- Füße zeigen leicht nach außen

- Halten Sie Ihr Baby fest im Arm vor die Brust

- Fuß im 90°-Winkel nach vorne anwinkeln

- Kicken Sie Ihren Fuß nach hinten

- Wechseln Sie Ihr Standbein, sodass Sie die Übung mal links und mal rechts ausführen

Leicht: 1 min

Mittel: 2 min

Schwer: 3 min

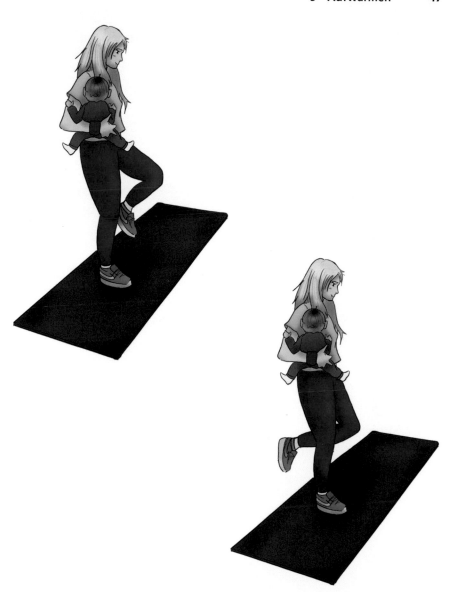

Rotierender Flamingo – Storchenvariante

Aufwärmen der seitlichen Oberschenkelmuskulatur, des Hüftbeugers und der Gesäßmuskulatur

- Stellen Sie sich schulterbreit hin

- Füße zeigen leicht nach außen

- Halten Sie Ihr Baby fest in den Händen vor die Brust

- Heben Sie Ihr Bein im 90°-Winkel an

- Im Anschluss kreisen Sie das angewinkelte Bein nach außen

- Wechseln Sie nun das Bein und führen die Übung ein weiteres Mal durch

Leicht: 1 min

Mittel: 2 min

Schwer: 3 min

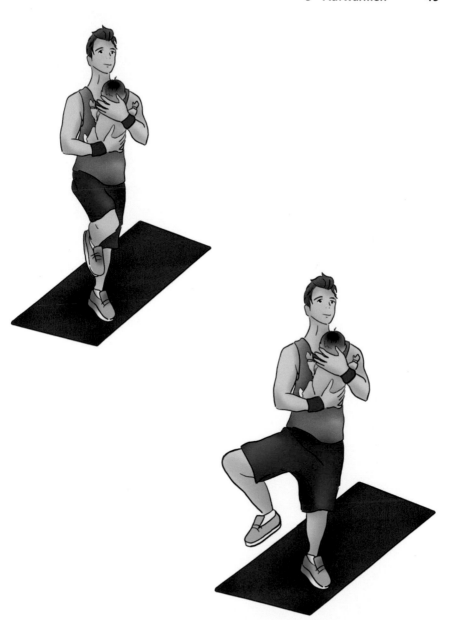

6

Kraftübungen

Mit dem Krafttraining werden alle relevanten Muskelgruppen trainiert. Nicht immer können alle aufgeführten Kraftübungen in einem Durchgang bewältigt werden.

Jelly Belly Twist – Russian Twist – Russische Drehung
Drehungen für Beleibte: Normale Version

Kräftigung der geraden und schrägen Bauchmuskulatur sowie des Rückenstreckers

- Setzen Sie sich auf den Boden

- Stellen Sie die Beine angewinkelt auf

- Nehmen Sie Ihr Kind in beide Hände

- Bewegen Sie Ihr Kind in abwechselnden Bewegungen nach rechts und links zu Ihrer Hüfte, sodass sich Ihr Oberkörper bewegt

- Achten Sie dabei auf einen geraden Rücken und atmen Sie entspannt weiter (keine Pressatmung)

Leicht: 10-mal

Mittel: 15-mal

Schwer: 30-mal

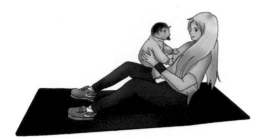

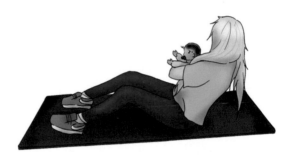

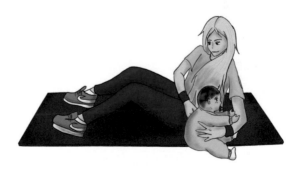

Jelly Belly Twist – Russian Twist – Russische Drehung
Drehungen für Beleibte: Advanced Version

Kräftigung der geraden und schrägen Bauchmuskulatur sowie des Rückenstreckers

- Setzen Sie sich auf den Boden

- Stellen Sie die Beine angewinkelt auf

- Heben Sie nun die Füße an

- Nehmen Sie Ihr Kind in beide Hände

- Bewegen Sie Ihr Kind in abwechselnden Bewegungen nach rechts und links zu Ihrer Hüfte, sodass sich Ihr Oberkörper bewegt

- Achten Sie dabei auf einen geraden Rücken und atmen Sie entspannt weiter (keine Pressatmung)

Leicht: 1-mal

Mittel: 15-mal

Schwer: 30-mal

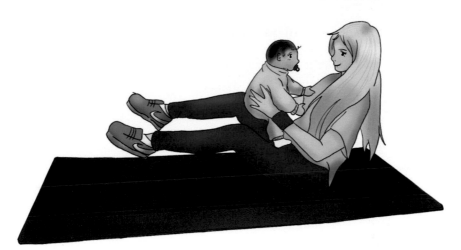

Side Lunges – Seitliche Ausfallschritte

Kräftigungsübung für innere und seitliche Oberschenkel und Gesäßmuskulatur

- Stellen Sie sich breitbeinig hin

- Füße zeigen leicht nach außen

- Halten Sie Ihr Baby fest in den Händen vor die Brust oder nehmen Sie es einmal in den rechten, einmal in den linken Arm

- Strecken Sie nun ein Bein durch und verlagern Sie Ihr Gewicht auf das andere Bein und bewegen Sie sich bis zu einem rechten Winkel im Standbein nach unten

- Atmen Sie bei der Abwärtsbewegung aus und bei der Aufwärtsbewegung ein

- Wechseln Sie Ihr Standbein, sodass Sie die Übung mal links und mal rechts ausführen

Leicht: 1-mal

Mittel: 10-mal

Schwer: 20-mal

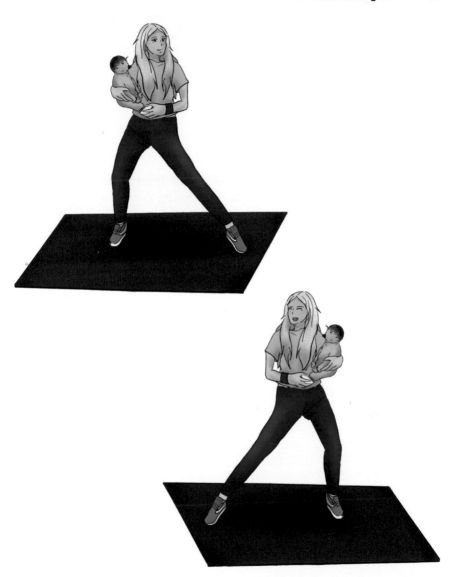

Babywippen -Calf Raises – Wadenstärker

Kräftigung der Wadenmuskulatur, des vorderen
Schienbeinmuskels und der Fußmuskulatur

- Füße etwa hüftbreit aufstellen

- Halten Sie Ihr Kind in beiden Armen vor der Brust und Verlagern
Sie Ihr Gewicht abwechselnd Von Fußballen auf Zehenspitzen

- Oder bleiben Sie eine Zeit lang auf den Zehenspitzen/den
Fußballen stehen

Das ist für die vernachlässigte Wadenmuskulatur. Diese
Muskeln brauchen Sie für alle Beinarbeiten. Sie werden
manchmal auch als Muskelpumpe oder Venenpumpe
bezeichnet. Ergebnis: „Kein Wasser mehr in den Beinen!"

Leicht: 1 min

Mittel: 2 min

Schwer: 3 min

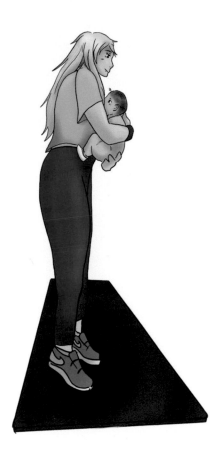

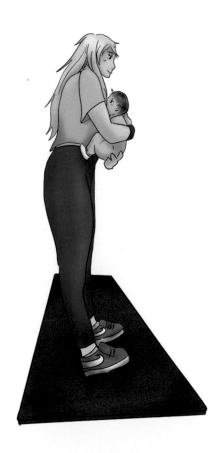

Bizeps Curl – Armbeugen – Zweikopfmuskeltraining

Vordere Oberarmmuskulatur

- Stellen Sie sich schulterbreit hin

- Füße zeigen leicht nach außen

- Halten Sie Ihr Baby waagrecht fest in den Händen vor die Brust

- Heben und senken Sie Ihre Unterarme im 90°-Winkel

- Versuchen Sie, die Kraft aus dem Arm aufzubauen und nicht mit Schwung aus dem Rücken

- Atmen Sie beim Hochheben ein und beim Senken aus

Lange, lange Zeit sieht man nichts. Aber dann muskuläre Arme. Curl heißt auch „Locke".

Leicht: 5-mal

Mittel: 10-mal

Schwer: 20-mal

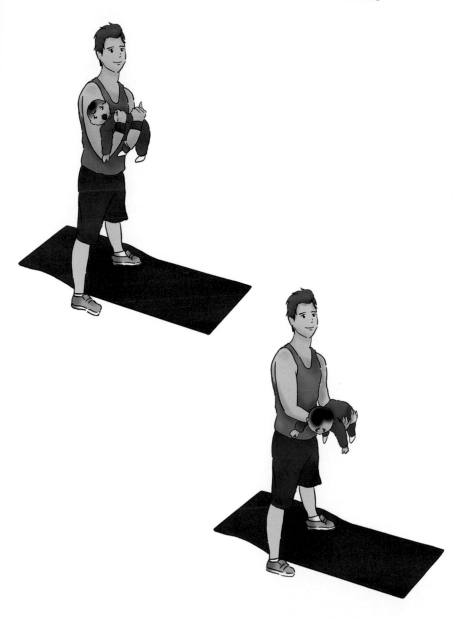

Kreuzheben – Living Lifts

Rückenmuskulatur (Trapezmuskel, breiter Rückenmuskel, Deltamuskel), Gesäß- und hintere Oberschenkelmuskulatur

- Stellen Sie sich schulterbreit hin

- Füße zeigen leicht nach außen

- Halten Sie Ihr Baby waagrecht fest in den Händen vor die Brust

- Senken Sie Ihren Oberkörper mit geradem Rücken im 90°-Winkel nach unten und dann nach oben

- Heben Sie Ihren Oberkörper langsam und kontrolliert wieder nach oben

- Atmen Sie bei der Abwärtsbewegung aus und bei der Aufwärtsbewegung ein

- Achten Sie auf einen geraden Rücken und halten Sie Ihren Kopf in Verlängerung der Wirbelsäule

Leicht: 10-mal

Mittel: 15-mal

Schwer: 30-mal

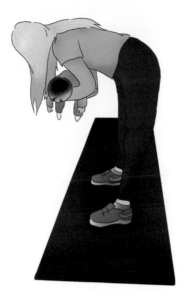

Babyschwingen – spricht für sich

Kräftigung der Rumpf-, Schulter- und Rückenmuskulatur, Trapezmuskel (breiter Rückenmuskel und Deltamuskel)

- Stellen Sie sich schulterbreit hin

- Füße zeigen leicht nach außen

- Halten Sie Ihr Baby fest in den Händen vor die Brust

- Schwingen Sie Ihr Baby diagonal nach links und rechts bzw. nach oben und unten

- Atmen Sie bei der Abwärtsbewegung aus und bei der Aufwärtsbewegung ein

- Achten Sie auf einen geraden Rücken

- Wechseln Sie Ihr Standbein, sodass Sie die Übung mal links und mal rechts ausführen

Leicht: 10-mal

Mittel: 15-mal

Schwer: 30-mal

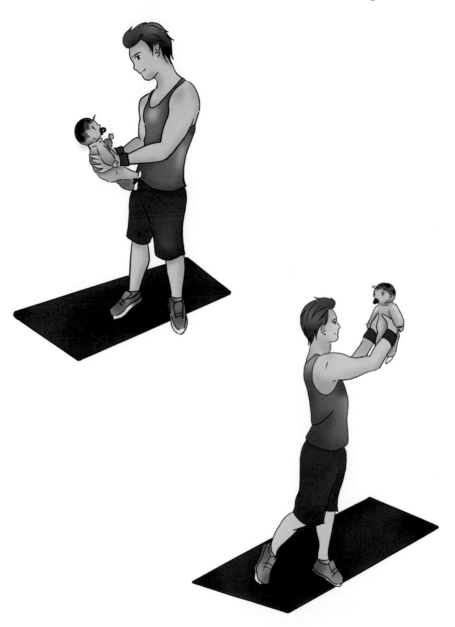

Schiffschaukel

Auch „Baby's Favorit"

- Stellen Sie sich schulterbreit hin

- Füße zeigen leicht nach außen

- Halten Sie Ihr Baby fest in den Händen vor die Brust

- Schwingen Sie Ihr Baby gerade zwischen Ihren Beinen hindurch und senkrecht nach oben

- Atmen Sie bei der Abwärtsbewegung aus und bei der Aufwärtsbewegung ein

- Achten Sie auf einen geraden Rücken und halten Sie Ihren Kopf in Verlängerung der Wirbelsäule

Leicht: 10-mal

Mittel: 15-mal

Schwer: 30-mal

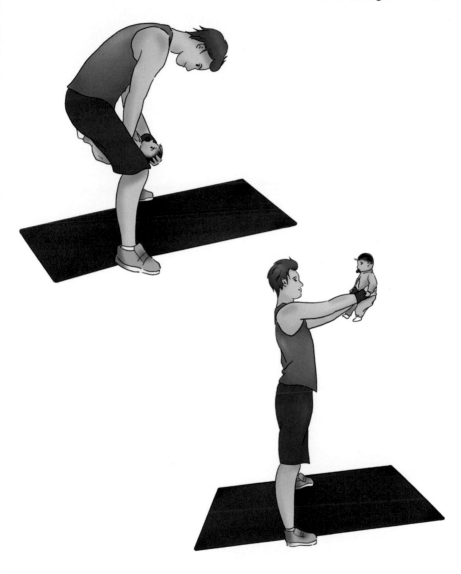

Glute Bridge – Beckenheben mit Zusatzgewicht

Großer Gesäßmuskel (Plattensehnenmuskel, Beinbizeps, Halbsehnenmuskel), unterer Rücken und hintere Oberschenkelmuskulatur (ischiocrurale Muskulatur)

- Legen Sie sich auf den Rücken

- Winkeln Sie die Beine an, sodass die Fußsohlen auf dem Boden stehen

- Setzen Sie Ihr Kind auf Ihren Bauch

- Bewegen Sie Ihre Hüften auf und abwärts und spannen Sie dabei Ihre Gesäßmuskeln an

- Achten Sie auf einen geraden Rücken und gehen Sie nicht in ein Hohlkreuz bei der Aufwärtsbewegung

- Atmen Sie bei der Abwärtsbewegung aus und bei der Aufwärtsbewegung ein

Leicht: 10-mal

Mittel: 15-mal

Schwer: 30-mal

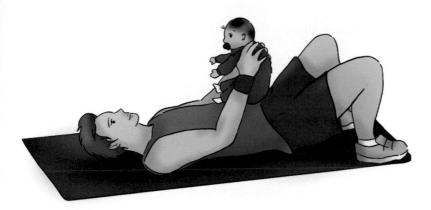

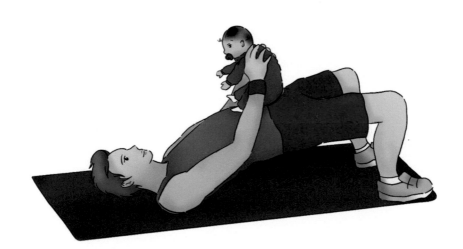

Bankdrücken – Bench Press – Kind stemmen

Schulter - und kleine und große
Brustmuskulatur, Deltamuskel

- Legen Sie sich auf den Rücken, winkeln Sie die Beine an und halten Sie Ihr Baby an der Brust

- Drücken Sie nun Ihr Baby aus den Armen hoch und legen Sie es langsam wieder ab

- Achten Sie darauf, dass Sie Ihre Arme bei der Bewegung nach oben nicht ganz durchdrücken

- Atmen Sie beim Heben des Babys aus und beim Senken ein

Leicht: 10-mal

Mittel: 15-mal

Schwer: 30-mal

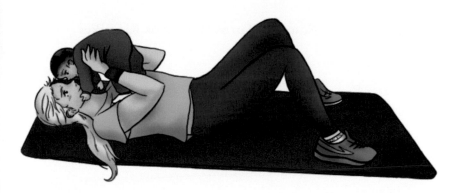

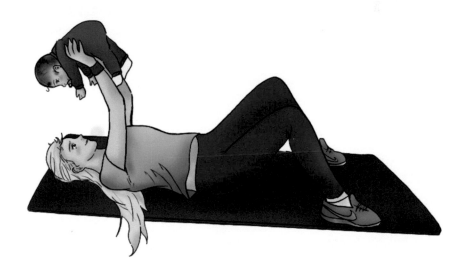

Kniebeugen – Squats – Turnvater Jahns Klassiker

Unterer Rücken, Gesäß- und
Oberschenkelmuskulatur

- Stellen Sie sich schulterbreit hin

- Füße zeigen leicht nach außen

- Setzen Sie sich Ihr Baby auf die Schultern

- Gehen Sie langsam mit geradem Rücken in die Knie und
drücken Sie sich aus den Oberschenkeln wieder hoch

- Achten Sie dabei auf einen geraden Rücken und drücken
Sie die Knie nach außen

- Blick geradeaus, Kopf in Verlängerung der Wirbelsäule

- Atmen Sie bei der Abwärtsbewegung aus und bei der
Aufwärtsbewegung ein

Leicht: 10-mal

Mittel: 15-mal

Schwer: 30-mal

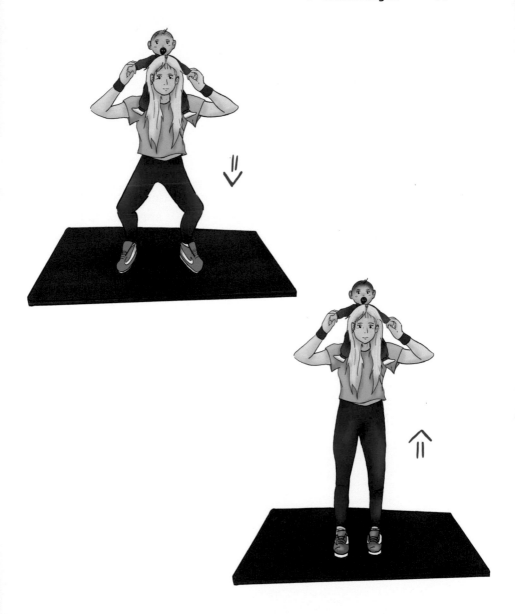

Ausfallschritte – Front Lunges*
Aber nicht aus dem Rahmen fallen

Gesäß- und Oberschenkelmuskeln
(Quadrizeps, Gluteus, Adduktoren, Schenkelmuskulatur)

- Stellen Sie sich in eine Schrittposition

- Halten Sie Ihr Baby in beiden Armen vor der Brust und Beugen
  Sie beide Beine bis sie jeweils etwa um 90° angewinkelt sind
  und drücken Sie sich dann wieder in die Ausgangsposition

- Wechseln Sie Ihr Standbein

Leicht: 10-mal

Mittel: 15-mal

Schwer: 30-mal

*Ratz-Fatz: Traum- oder Knackpo (gemäß einer Internet-
Recherche)

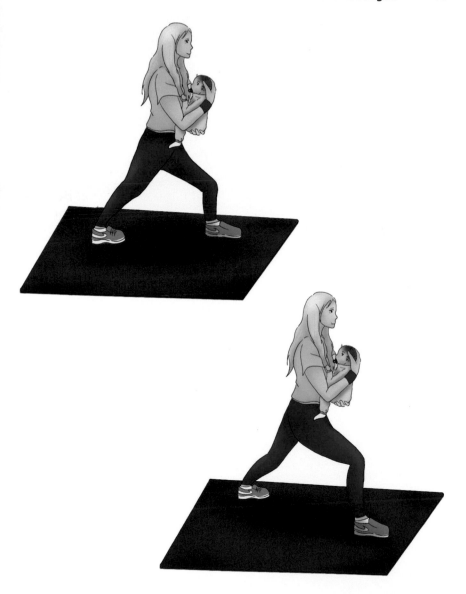

7

Dehnübungen

Dehnen Sie die Muskeln langsam und ruhig, stoppen Sie die Dehnung kurz vor der Schmerzgrenze. Eine Dehnung sollte pro Seite etwa 20 s dauern. Was Sie links machen, sollten Sie auch rechts machen. Dabei immer ruhig und tief atmen.

Hals- und Nackenmuskulatur

- Hüftbreiter Stand

- Ziehen Sie mit Ihrem linken/rechten Arm Ihren Kopf jeweils leicht zur linken/rechten Seite

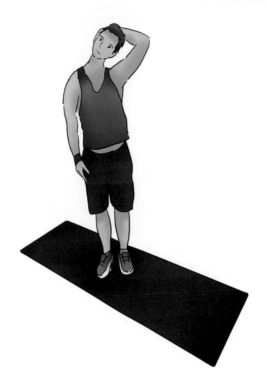

Schultermuskulatur

- Hüftbreiter Stand

- Führen Sie Ihre rechte Hand an Ihre linke Schulter

- Ziehen Sie mit Ihrer linken Hand an Ihrem rechten Ellenbogen den rechten Arm leicht zu sich heran

- Führen Sie die Übung auch andersherum für die linke Schulter aus

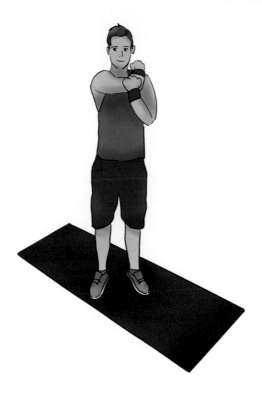

Breite Rücken-, Schulter- und Trizepsmuskulatur

- Hüftbreiter Stand

- Heben Sie einen Arm gebeugt über den Kopf und drücken Sie ihn leicht am Ellbogen nach unten

- Wechseln Sie die Seite

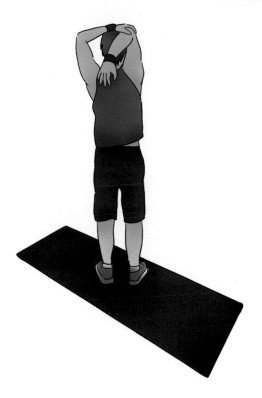

Breite Rücken-, Schulter- und Trizepsmuskulatur

- Hüftbreiter Stand

- Knie leicht beugen

- Verschränken Sie die Hände hinter dem Kopf

- Drücken Sie Ihre Ellenbogen leicht nach außen

- Schieben Sie Ihren Kopf mit sanftem Druck nach unten

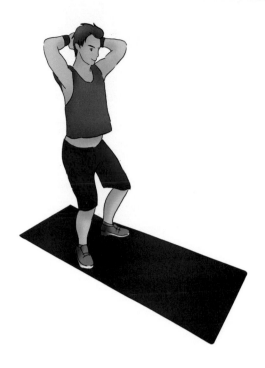

Brustmuskulatur und Schulter

- Stellen Sie sich in Schrittposition neben eine Wand

- Legen Sie Ihre Handinnenfläche an die Wand und drehen Sie Ihren Oberkörper aus der Hüfte nach außen von der Wand weg

- Wechseln Sie die Seite

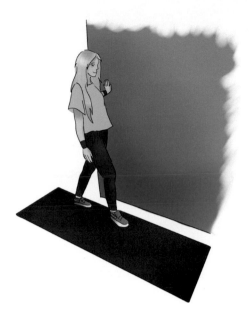

Windmühle

Dehnung der Rumpfmuskulatur und Mobilisierung und Stabilisierung des Schultergelenks

- Stellen Sie sich in den schulterbreiten Stand

- Strecken Sie Ihre Arme gerade zur Seite

- Einfacher ist es weiter unten (Bild unten), fortgeschrittener ist es weiter oben bzw. waagerecht (Bild oben)

- Kreisen Sie Ihre Arme nach vorne bzw. nach hinten

Schwieriger: Führen Sie die Bewegung mit den Armen in entgegengesetzte Richtungen durch

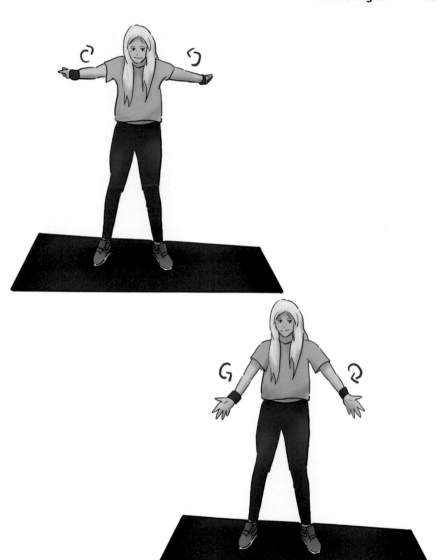

Wadenmuskel und Schollenmuskel – Teil I

Vorbeugen von Verkürzungen der hinteren Oberschenkelmuskeln

- Stellen Sie sich in eine Schrittposition

- Halten Sie Ihre Fußsohlen auf dem Boden, während Sie Ihr Gewicht auf den vorderen Fuß verlagern

- Dann andersherum

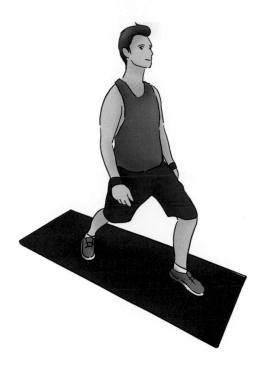

Wadenmuskel und Schollenmuskel – Teil II

- Legen Sie einen Fuß auf einer Erhöhung ab,
  strecken Sie das Bein und ziehen Sie den Fuß zu sich heran

- Gehen Sie mit dem anderen Bein leicht in die Knie

- Wechseln Sie die Seite

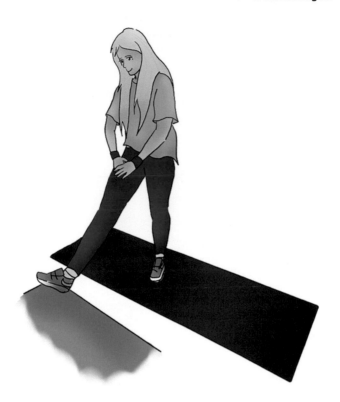

Dehnung des vorderen Oberschenkelmuskels

- Stützen Sie sich mit einer Hand an einer Wand ab

- Ziehen Sie den Fuß auf der Gegenseite mit der anderen Hand nach hinten

- Dann andersherum

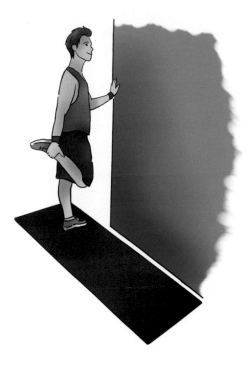

Vorderer Oberschenkelmuskel

- Nehmen Sie eine Schrittposition ein

- Beugen Sie Ihr hinteres Bein

- Verlagern Sie Ihr Gewicht nach vorne und stützen Sie sich auf Ihrem vorderen Bein ab

- Wechseln Sie die Seite

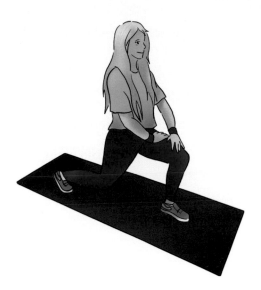

Breiter und unterer Rückenmuskel und Schultergelenk

- Legen Sie sich auf den Rücken

- Schlagen Sie ein Bein über das andere

- Drehen Sie Ihren Oberkörper in die entgegengesetzte Richtung

- Wechseln Sie die Seite

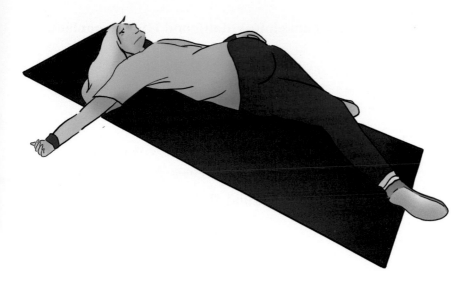

Innere Oberschenkelmuskulatur und Hüftbeuger

- Setzen Sie sich mit Ihrem Kind aufrecht hin und winkeln Sie Ihre Beine an

- Legen Sie die Fußsohlen aneinander

- Drücken Sie sanft Ihre Knie Richtung Boden

- Sie können auch wippen und die Übung ohne Kind ausführen

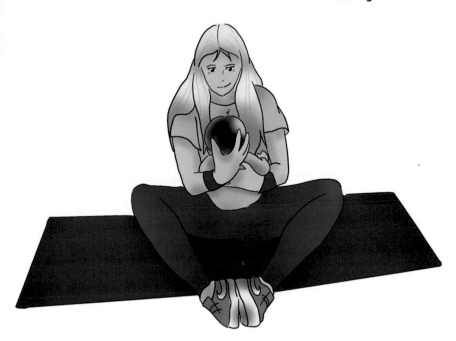

Kobra

Dehnt die vordere Bauchmuskulatur und streckt die Wirbelsäule. Eignet sich besonders für Personen, die tagsüber viel sitzen

- Legen Sie sich auf Ihren Bauch

- Stützen Sie die Hände neben Ihrer Brust auf

- Drücken Sie nun Ihren Oberkörper nach oben

Schwieriger: Bewegen Sie Ihre Beine abwechselnd nach oben

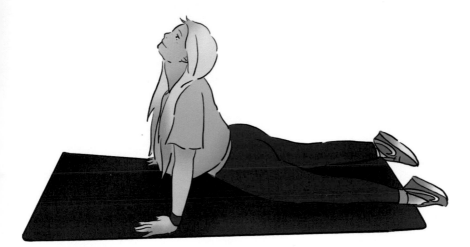

Cat & Cow

Vorbeugung von Rückenschmerzen,
Stärkung der Rückenmuskulatur, Mobilisierung von
Brust und Schulter

- Begeben Sie sich auf Hände und Knie in den
Vierfüßlerstand

- Drücken Sie Ihre Wirbelsäule abwechselnd nach unten
und oben durch und folgen Sie der Bewegung mit Ihrer
Blickrichtung

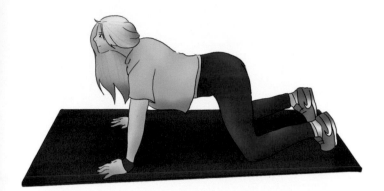

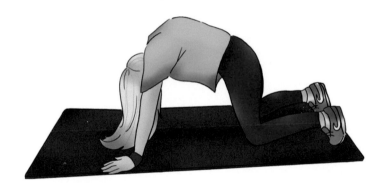

8

Entspannung – Cool-down und Trainingsende

Jetzt haben Sie es geschafft: Während der Warm-up bzw. die Aufwärmübungen die Ausgangsbedingungen für neuromuskuläre, organische und seelisch-geistige Leistungsfähigkeit geschaffen haben, soll das Cool-down Sie wieder auf den Alltag vorbereiten. Ihr Kind kann jetzt wieder das machen, was es immer tut. Ein/e Partner/in wäre allerdings hilfreich, um die Aufmerksamkeit des Kindes von Ihnen abzulenken. Der Cool-down wird dadurch entspannter.

Ablenkende Musik unbedingt ausschalten, auch ein Hörspiel könnte stören. Wenn sie möchten, verwenden Sie einschlägige Musik, die der Entspannung förderlich ist. Das kann klassische Musik sein, Vogelgezwitscher oder auch meditativer Klang. Nehmen Sie sich für den Cool-down ungefähr 10 Minuten Zeit.

Legen Sie sich auf den Rücken; wer will, kann seinen Kopf mit einem kleinen Kissen abstützen. Atmen Sie tief und regelmäßig, Sie können dabei die Augen schließen, Arme und Beine liegen ohne Spannung auf dem Boden. Störende Gedanken können Sie auf kleinen vorbeiziehenden Wolken deponieren und weiterziehen lassen. Es gehen auch Schiffe. Flugzeuge und Züge sind als Transportmittel für störende Gedanken nicht geeignet, da sie zu schnell sind. Atmen Sie tief ein und aus und spüren Sie,

J. Kessler et al., *Workout mit Baby*, https://doi.org/10.1007/978-3-662-66811-5_8

wie die Entspannung zunimmt. Sie können auch eine Reise durch Ihren Körper machen und versuchen, zu unterschiedlichen Teilen Ihres Körpers Atem zu senden.

Es kann Ihnen natürlich passieren, dass sich in der Phase tiefster Entspannung Ihr Kind meldet, Sie für einen anderen Zweck benötigt und auch die Musik inakzeptabel findet. Jetzt heißt es, Sportsgeist zu zeigen. Immerhin können Sie sich noch genießerisch recken, etwas hin und her wälzen und dann langsam wieder aufstehen. Das war's dann.

Oder aber das Kind lässt Sie weiter entspannen; geben Sie sich diesem Zustand hin, solange Sie mögen und dürfen.

Viel Spaß!

9

Eine Vision

Wenn Sie sich in Parks und Wäldern umschauen, sehen Sie meist zwei Sorten von Ausdauersportlern: Da sind Jüngere ohne Stöcke, mit High-Tech-Fasern bekleidet und überwiegend Ältere mit Stöcken in Alltagskleidung oder Baumwollhosen.

Wer gehen kann, kann auch Nordic Walking machen. Das ist ein Breitensport, dessen Nutzung und Durchführung 1974 in dem finnischen Standardwerk „Hiihdon laljiosa" (so gesprochen: „Hie-don La-Jiosa") ausführlich dargestellt wurde.

Den Autor*innen war es bisher versagt, unter 20-Jährige mit Stöcken durch die Wälder schlendern zu sehen. Jetzt gehen wir noch weiter zurück und sind bei den 2- bis 3-Jährigen: Wenn die Saat des Buches aufgeht, lassen sich die Kleinen sicher überreden, mit Vater und Mutter und Opa und Oma mit kleinen Stöckchen durch den Park oder Wald zu flanieren.

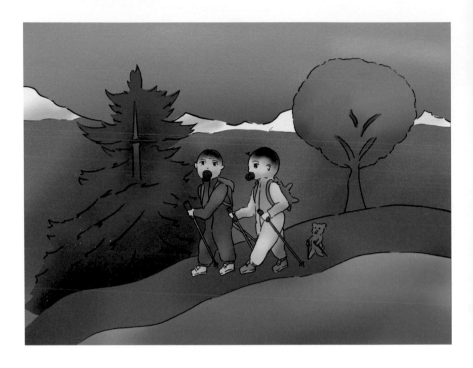

Printed in the United States
by Baker & Taylor Publisher Services